Johanna Paungger
Thomas Poppe

ERNÄHRUNG *im Rhythmus des* MONDES

Servus

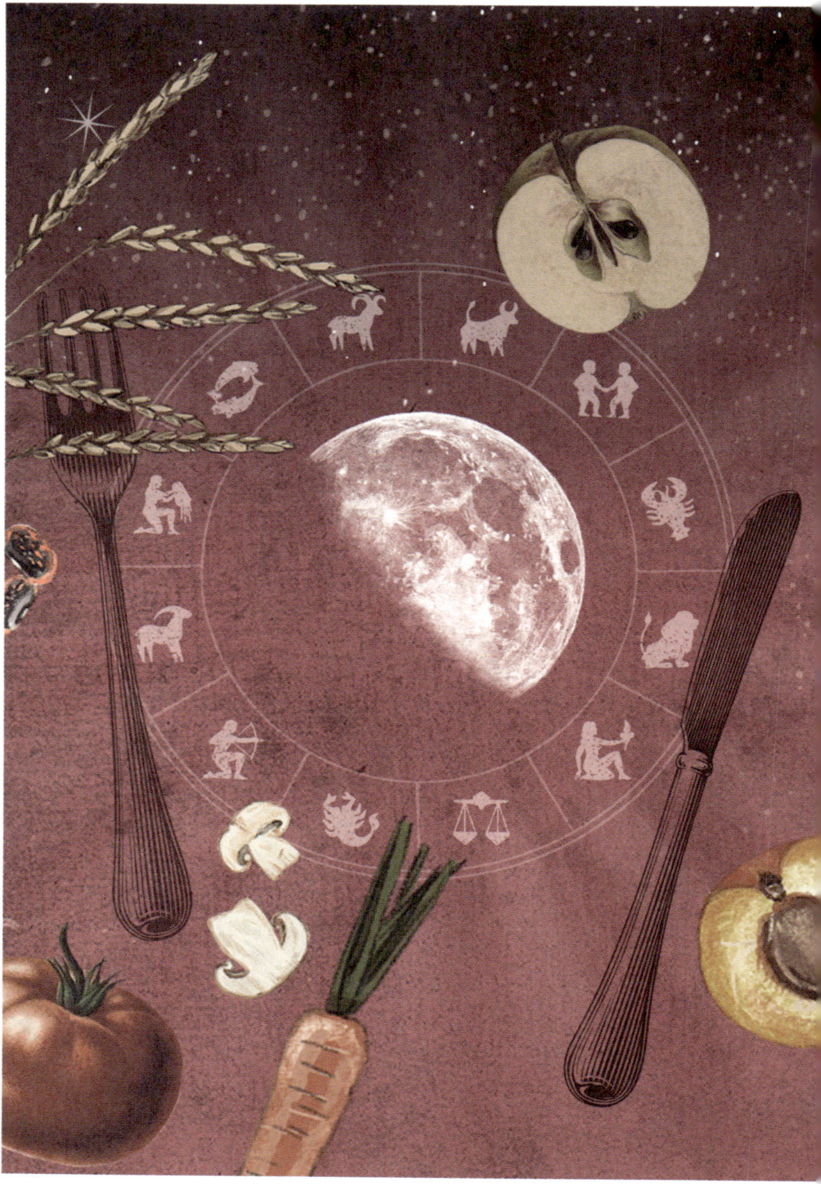

EINE EINLADUNG

»Es ist so angenehm, zugleich die Natur
und sich selbst zu erforschen,
weder ihr noch dem eigenen Geist Gewalt anzutun,
sondern beide in sanfter Wechselwirkung
miteinander ins Gleichgewicht zu bringen.«
Goethe

Zu den wertvollsten Schätzen, die uns unsere Vorfahren hinterlassen haben, zählte zu allen Zeiten das Wissen um den richtigen Zeitpunkt einer Vielzahl von Tätigkeiten – in Harmonie mit Mondphase und Mondstand im Tierkreis. Der explosive technische Fortschritt der letzten 150 Jahre hat uns die Überzeugung gewinnen lassen, dass wir heute auf dieses Wissen verzichten können. Wer mit offenen Augen und offenem Herz durchs Leben geht, weiß jedoch: Wir können es nicht. Es wird in Zukunft wichtiger denn je werden.

Mit dieser Buchreihe erfüllen wir weiterhin unsere Aufgabe, das Mondwissen neu zu beleben und damit Ihr Leben zu erleichtern – auf allen Gebieten, die Ihnen am Herzen liegen. Am besten blättern Sie durch die Inhaltsverzeichnisse und picken sich heraus, was Sie gerade besonders anspricht. Dann schauen Sie bei den jeweiligen Kapiteln nach, setzen die einfachen Tipps und Regeln um, die Sie dort finden, und sammeln nach und nach Erfahrungen mit dem unausweichlichen Erfolg. Das wird Sie so sehr beflügeln, dass Sie sich nach und nach auch den übrigen Bestandteilen des Wissens und seinen vielen Hilfestellungen zuwenden werden.

Ein Wort noch zum Umgang mit dem Mondwissen, was Ihr Umfeld betrifft. Die Begeisterung, die sich nach wenigen Monaten einstellen wird, mag Sie verführen, auch Ihre Umgebung »zwangsbeglücken« zu wollen. Tun Sie es nicht. Ihr eigenes Beispiel und Vorbild in der Anwendung des Wissens sind viel wirksamer als der Versuch, mit Überredungskunst zu arbeiten. Sie werden sehen, welche echte Freude damit verbunden ist, mit ein wenig Geduld und aus eigener Kraft echte, dauerhafte Lösungen für viele große und kleine Probleme des Alltags zu finden.

Und nun wünschen wir viel Freude mit einer abenteuerlichen Entdeckungsreise im Reich dieses wertvollen Wissens unserer Vorfahren – heute noch gültig wie eh und je.

Ihre Johanna Paungger-Poppe & Thomas Poppe

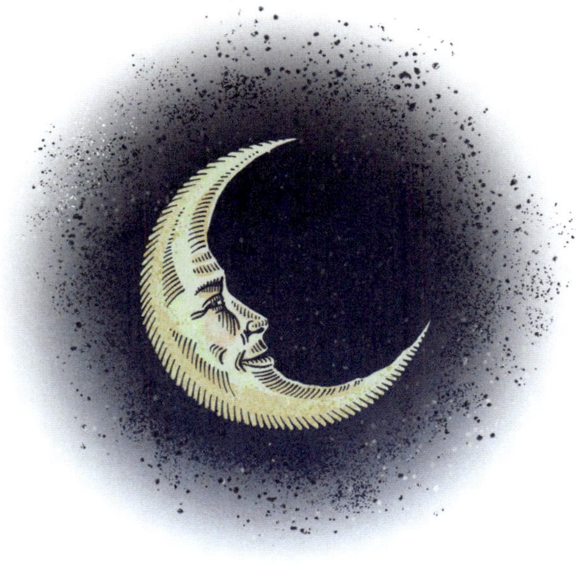

INHALT

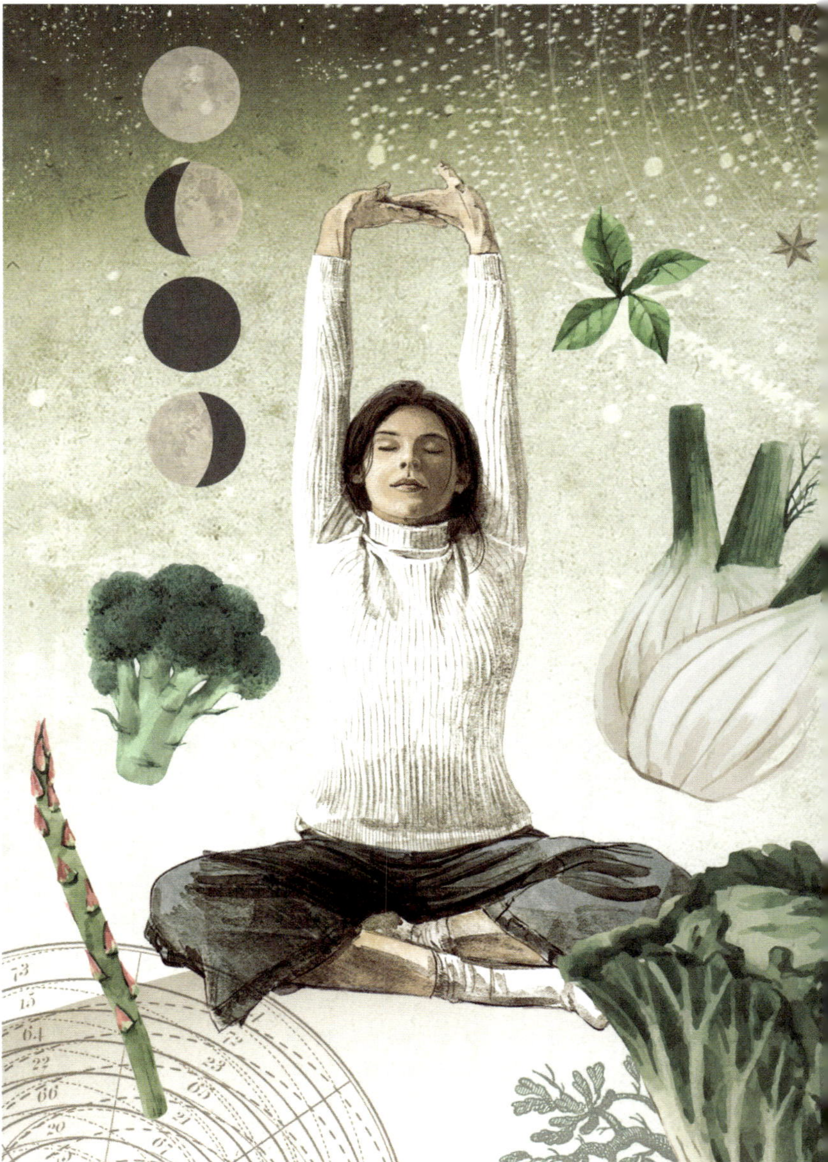

DER SCHLÜSSEL *zur* GESUNDEN ERNÄHRUNG: *Ihr persönlicher Ernährungstyp*

Thomas Poppe erzählt: *Es gibt ja nur sehr wenige Dinge, die wir Menschen wirklich brauchen – im Gegensatz zu den Dingen, die wir uns wünschen: die Verwirklichung von Träumen, einen erfüllenden Beruf, einen Weg, um Ehrgeiz zu stillen, eine Partnerin, einen Partner für die Reise durchs Leben und so fort.*

Aber was brauchen wir wirklich? Saubere Luft zum Atmen, reines, lebendiges Trinkwasser, ein Dach über dem Kopf und eine Ernährung, die uns gesund erhält und uns Kraft zur Bewältigung der Herausforderungen des Lebens gibt. Wie es um Luft, Wasser und das Dach über dem Kopf zurzeit in fast allen Weltgegenden steht, über diese Lebensnotwendigkeiten müssen wir nicht viele Worte verlieren. Zahllose Industrien und egoistische Politiker tun ihr Bestes, um ihre Qualität in den Schmutz zu ziehen – im wahrsten Sinne des Wortes.

Und was unsere alltägliche Ernährung betrifft, da sollten Sie sich einmal eine Zahl vor Augen halten: die Zahl 80. 80 Prozent aller Krankheiten sind nämlich ernährungsbedingt, sagt die Statistik, errechnet von unabhängigen Wissenschaftlern.

Drei Symptome für den Stand der Dinge: In den USA gibt es ein von Präsident George W. Bush erlassenes Gesetz, das es verbietet, die Nahrungsmittelindustrie zu verklagen, wenn die Begründung dieselbe ist wie bei den erfolgreichen Prozessen gegen die Tabakindustrie.

Zweitens: Bis bei uns ein Arzt seine Praxis eröffnet, hat er vom Beginn des Studiums bis zum Zeitpunkt der Eröffnung nicht eine einzige Pflichtstunde in »gesunder Ernährung« absolvieren müssen. Es steht fest: Die meisten Ärzte bekämpfen fast immer nur Symptome, nicht die Ursachen. Sie sind wie Feuerwehrmänner, die zu einem Feuer gerufen werden und dann den Rauch absaugen. Dabei wird ausgerechnet Hippokrates der Ausspruch zugeschrieben: »Deine Nahrung soll deine Medizin sein.«

Drittens: In Krankenhäusern wird kaum darauf geachtet, den Patienten eine Kost vorzusetzen, die ihrem Krankheitsbild angepasst ist.

Die Situation auf dem Nahrungsmittelsektor ist so naturfern und verrückt, dass wir uns Werbungen im Fernsehen ansehen müssen, wo Mittel gegen Sodbrennen angepriesen werden, die dann fröhlich verkünden, dass wir nach ihrer Einnahme wieder herzhaft in die Pizza reinbeißen können, die das Sodbrennen verursacht hat.

Die Konsequenz aus diesen Tatsachen und die gute Nachricht für uns alle liegt auf der Hand: Wir sind für eine gesunde Ernährung, die uns Kraft gibt, statt uns zu betäuben und krank zu machen, selbst verantwortlich. Wir haben es selbst in der Hand, nicht zu den 80 Prozent zu gehören!

Viele von uns wissen und fühlen das und machen sich auf den Weg, herauszufinden, was das eigentlich bedeutet, »gesunde Ernährung«. An »Information« zum Thema mangelt es nicht: Hunderte Diätformen, Tausende Ernährungsratgeber, Zehntausende wissenschaftliche Studien, Hunderttausende »gesunde« Produkte in den Lebensmittelgeschäften. Allesamt so in sich widersprüchlich, dass man schnell verzweifeln könnte.

Und dann mitten hineingeworfen in das Durcheinander noch etwas allzu Menschliches: der Faktor Gewohnheit! Wir essen ja nicht nur, um uns fröhlich und gesund am Leben zu erhalten. Wir essen aus Frust, aus Langeweile, um uns Trost zu spenden, weil es »schmeckt«, weil uns Oma und Opa mit bestimmten Lieblingsgerichten verwöhnt haben, weil die Eltern so und nicht anders gekocht haben, weil Genuss wichtiger ist als Nährwert usw. Und so landen wir fast alle bei Ernährungsweisen, die uns unmerklich im Laufe vieler Jahre müde und krank machen. Täglich Fleisch – für viele von uns eine Selbstverständlichkeit, gleichzeitig aber ein offenes Tor zu fast allen Zivilisationskrankheiten.

Was tun? Die Antwort liegt auf der Hand. Zuerst sollten wir einen genauen und unbeeinflussten Blick auf die Ernährungsweise jener Völker, jener Menschengruppen, jener Familien werfen, die bei bester Gesundheit und Lebensfreude uralt werden. Deren Ernährungs- und Lebensweise fit und lebensfroh macht. Wie etwa die Bewohner der griechischen Insel Ikaria, deren Bevölkerung zu über 13 Prozent älter als 100 Jahre alt wird (der weltweite Schnitt liegt bei 3 Prozent!). Solche Beispiele gibt es zahllose.

Oder eben die Ernährungsweise, mit der Johanna in der Kindheit aufgewachsen ist. In einer Familie, die sich tatsächlich gesund ernährte, weil es

überlebensnotwendig war. Krankheiten konnten sie sich schlicht nicht leisten! Von ihrer Ernährungsweise soll dieses Büchlein erzählen. Und Ihnen damit das beste Werkzeug in die Hand geben, um Ihre eigene, ganz persönliche Ernährungsform zu entdecken, die auch Ihnen die Chance gibt, gesund, fit und mit Lebensfreude ans Werk zu gehen – wie auch immer Ihr »Werk« *auf Ihrer Lebensreise aussehen mag.*
Es ist machbar.

Als erstes und wichtigstes Element dieser Ernährungsweise müssen Sie dazu Ihren persönlichen Ernährungstyp herausfinden. Und dabei werden Ihnen die folgenden Seiten helfen.

Wie habe ich meinen eigenen Ernährungstyp kennengelernt? Alles fing damit an, dass Johanna eines Tages wieder einmal Pfannkuchen (in Österreich »Palatschinken« *genannt) für uns alle zubereitete. Der Zufall wollte es, dass ich Johanna an diesem Tag neugieriger als sonst in der Küche über die Schulter schaute: Sie verwendete tatsächlich für die Hälfte der Pfannkuchen Pflanzenöl zum Rausbraten, für die zweite Hälfte Butterschmalz. Warum das, fragte ich Johanna? Und ahnte zu diesem Zeitpunkt nicht, dass ihre Antwort und die folgenden Wochen und Monate mit vielen weiteren Fragen und Antworten Jahre später ein dickes Buch füllen würden (die Alpha-Omega Formel), das für zahllose Leser in aller Welt zu einem glücklichen Wendepunkt werden würde – in ihrem Bestreben, gesund zu leben. Wir hatten einen Schatz gehoben und der Öffentlichkeit übergeben.*

Von diesem Schatz soll jetzt die Rede sein – und im nächsten Kapitel dann davon, wie eng er mit dem Wissen um den richtigen Zeitpunkt im Mondkalender verwoben ist.«

*

Das Alpha und Omega der gesunden Ernährung

Fast jeder Mensch gehört einem von zwei Ernährungstypen an: Alpha-Typ oder Omega-Typ. Wir haben uns diese Begriffe selbst ausgedacht, weil es nach unserem Kenntnisstand keine populären, eingeführten Bezeichnungen dafür gab. Das Kochen und die Ernährung nach einem individuellen Ernährungstyp waren alltäglich in Johannas Familie von Tiroler Bergbauern. So alltäglich und selbstverständlich, dass sie dafür keine Namen hatten. Das Wissen um die beiden Ernährungstypen kann von größtem Wert sein, wenn es um Ihre Gesundheit geht. Aber nicht nur dann: Speziell für das harmonische Zusammenleben in Familien ist es unschätzbar wertvoll.

Einige Beispiele mögen es verdeutlichen:

- Vater und Mutter haben den gleichen Ernährungstyp und somit kochen sie auch unbewusst meistens die Gerichte, die ihnen guttun. Wenn nun ihr Kind einem anderen Ernährungstyp angehört, kann das zu endlosen Streitigkeiten ums Essen führen. Das wiederum kann zu Auswirkungen bis in die feinsten Verästelungen des Familienlebens führen: Kinder fühlen sich nicht akzeptiert, schulische Leistungen leiden, es entstehen Reibungen unter den Eltern, die ja nur »das Beste« für ihre Kinder wollen, und so fort. Alpha-Typen beispielsweise können regelrecht krank werden, wenn sie die herrschende Mode der »gesunden Snacks« mittendrin mitmachen, während ein Kind vom Omega-Typ für sein Wohlergehen geradezu davon abhängig ist.
- Anderes Beispiel: Die Oma und ihre geliebte Enkelin gehören dem gleichen Ernährungstyp an, etwa

Omega, während die Eltern Alpha-Typen sind. Es wird nicht lange dauern, bis die Oma dafür kritisiert wird, wie sehr sie die Enkelin »verwöhnt«.

- Drittes und sehr häufiges Beispiel: Zwei Menschen verlieben sich und heiraten. Wenn sie gegensätzlichen Ernährungstypen angehören, kommt es oft vor, dass mehr oder weniger unbewusst einer von beiden an Gewicht zulegt, weil nur nach den Vorlieben einer »Partei« gekocht wird. Ein weiterer Nährboden (im wahrsten Sinne des Wortes) für spätere Spannungen.

Mit dem Wissen um die beiden Ernährungstypen könnten sich unzählige Probleme individuell und innerhalb von Familien lösen! Worin liegt also das Geheimnis hinter diesen so häufigen Geschehnissen?

Alpha-Typ und Omega-Typ unterscheiden sich dadurch, dass sie jeweils eine Reihe von Lebensmitteln unterschiedlich gut vertragen und verstoffwechseln. Entscheidend ist: Diese Unterschiede sind so gravierend, dass man sich gesundheitlichen Schaden zufügt, wenn man sich nicht dem eigenen Typ gemäß ernährt – selbst dann, wenn man sich vollwertig und biologisch ernährt oder sogar im besten Fall vegan!

Den seltenen Fall eines »Mischtyps« – wenn man also weder Alpha- noch Omega-Typ ist – stellen wir am Schluss des Kapitels vor.

Wer den eigenen Ernährungstyp kennenlernt und beherzigt, der kann noch viel mehr als bisher mitbestimmen, ob er die Pensionierung fit wie ein Turnschuh erlebt – mit Optimismus in die Zukunft blickend und mit der Frage beschäftigt, mit welchen besonderen Abenteuern man die nächsten 30 oder 40 Jahre Jahren füllen will. Oder ob er oder sie den 60. Geburtstag müde, mutlos sowie von Zipperlein geplagt am liebsten ignorieren möchte und der Zukunft eher resignierend entgegensieht.

Alpha und Omega: die Unterschiede

Weil wir ja um die Ungeduld vieler Leser wissen, möchten wir Sie gleich zu Beginn ins kalte Wasser werfen und eine Zusammenstellung aller Lebensmittel vorstellen, die die gravierendsten Unterschiede zwischen Alpha-Typ und Omega-Typ demonstriert, mit denen man es mehr oder weniger täglich zu tun hat. Allein das Studium dieser Tabelle kann Ihnen schon ein Gefühl dafür vermitteln, welchem Ernährungstyp Sie angehören.

DER ALPHA-TYP

VERTRÄGT GUT	WIRD BELASTET DURCH
BUTTER, BUTTERSCHMALZ, GHEE	WEIZENMEHL (auch Bio)
ROGGENMEHL	PFLANZLICHE ÖLE
KERNOBST (Äpfel, Birnen etc.)	ZUCKER, SÜSSIGKEITEN
ZITRUSFRÜCHTE	STEINOBST (Aprikosen, Kirschen etc.)
GURKEN	ZU VIELE BANANEN
KAROTTEN	ZU VIEL KNOBLAUCH
ZWIEBELN	TOMATEN
GRÜNTEE	KAFFEE

BEIDE ERNÄHRUNGSTYPEN VERTRAGEN

Dinkel und Dinkelprodukte (außer bei Glutenunverträglichkeit), Hanfnudeln, Gerste, Sesam, Feigen, grüne Salate, Feldsalat, Beerenfrüchte, Bio-Sojaprodukte, Bio-Sojadrink. Alle Hülsenfrüchte, Kartoffeln und pflanzliches Eiweiß, Rote Bete, Pilze etc. und im Wesentlichen die meisten anderen, hier nicht aufgezählten Lebensmittel, die für beide Typen neutral wirken.

DER OMEGA-TYP

VERTRÄGT GUT	WIRD BELASTET DURCH
PFLANZLICHE ÖLE	FETTE TIERISCHER HERKUNFT
REIS	ZU VIELE ZWIEBELN
NÜSSE	GURKEN
VOLLKORN-WEIZENMEHL	ROGGENMEHL
STEINOBST, BANANEN	KERNOBST (Äpfel, Birnen etc.)
TOMATEN	ZITRUSFRÜCHTE
KNOBLAUCH	ZU VIEL SCHWARZTEE
KAFFEE (ohne Milch!)	
BIO-SÜSSIGKEITEN (in Maßen genossen)	

SCHÄDLICH FÜR ALLE

Weißer Zucker, poliertes Getreide, Weißmehl, zu viel Salz, künstliche Aroma- und Süßstoffe, Farbstoffe, Konservierungsmittel, bestrahlte Lebensmittel, Fast Food, tierisches Eiweiß, Fisch besonders für Frauen.

PROBLEMATISCH FÜR ALLE

Gehärtete Fette, »Light-Produkte«, Mikrowellengerichte, Obst und Gemüse aus der Industrielandwirtschaft, Fleisch, Fisch, Milchprodukte, Eier.

Über die Verträglichkeit von Lebensmitteln

Vielleicht geht Ihnen nach der Lektüre der Tabelle ein kleines Licht auf und so manch Unerklärliches wird verständlicher. Tatsächlich, ohne dieses Wissen ist der Kampf gegen die heutige Übergewichtsepidemie sehr viel schwerer und nicht erfolgreich zu führen! Wenn ich mich nämlich, wie gesagt, nach allen Regeln der Kunst und der Natur gesund und biologisch ernähre, kann es trotzdem geschehen, dass mein Körper nicht bekommt, was er braucht – nämlich genau dann, wenn ich meinen persönlichen Ernährungstyp nicht kenne oder ignoriere und Dinge esse, die mein Körper nur mit Mühe verstoffwechseln kann. Als Folge empfindet er eine Mangelsituation, die ihn nach »Mehr!« rufen lässt. Nur mit allergrößter Selbstdisziplin lässt sich so das Gewicht halten und langfristig gesund bleiben.

Um nun im Alltag aus eigener Kraft herauszufinden, welchem Ernährungstyp man angehört, ist es ganz entscheidend, ein klares Gefühl dafür zu entwickeln, was »vertragen« und »nicht vertragen« eigentlich bedeutet, und zwar für Sie persönlich! Dazu ist es im ersten Schritt notwendig, alle Vorurteile in Bezug auf den Nutzen oder Schaden bestimmter Lebensmittel und Nahrungsmittelgruppen über Bord zu werfen. Butter war lange Zeit ach so gesund und dann plötzlich nicht mehr. Heute ist sie es wieder. Pasta galt als Super-Dickmacher, dann gab es die gesunde Nudel-Diät, heute werden Kohlenhydrate verteufelt.

Dieses Auf und Ab der wissenschaftlichen Meinungen erlebte so gut wie jedes Lebensmittel. Die Wahrheit liegt nicht in der Mitte, sondern in Ihrer ganz persönlichen Erfahrung – und nirgends sonst! Wer die Ausnahme von einer Regel ist, für den hat jede Statistik ihren Sinn verloren! Tatsache ist, dass jeder Einzelne von uns eine Ausnahme ist, jeder für sich. Was also bedeutet »nicht vertragen« für Sie persönlich? Gleich zu Anfang möchten wir mit einem alten Märchen aufräumen: »Nach dem Essen ist man müde, weil der Magen viel arbeiten muss.« Wenn eine Mahlzeit, ein Lebensmittel Sie unmittelbar danach müde gemacht hat, ist fast immer eines von zwei Dingen passiert: Entweder haben Sie etwas gegessen, das Sie nicht vertragen, oder Sie haben zu viel gegessen.

Müdigkeit nach dem Essen ist nichts Natürliches, Selbstverständliches! So verrückt sind die normalen Ansichten über unsere Ernährung und unsere

Nahrungsmittel, dass uns sogar schon Ärzte weismachen wollen, man müsse sich nach dem Essen müde fühlen! Vollwertige Lebensmittel, nach Ihrem Ernährungstyp gewählt und liebevoll zubereitet, machen niemals müde, selbst wenn Sie ein wenig mehr davon essen, als der Körper verlangt. Denn das ist die eigentliche Aufgabe von Lebensmitteln: Sie sollen uns Kraft geben! Sind aber Konservierungsmittel, Farbstoffe, Geschmacksverstärker, tierisches Eiweiß, Zucker und künstliche Aromastoffe enthalten, machen Nahrungsmittel immer müde. Die Ausnahme davon ist die leichte Mattigkeit zwischen 13 und 15 Uhr, unabhängig davon, ob Sie ein Mittagessen hatten oder nicht. Sie ist etwas ganz Natürliches und hängt mit dem Tagesrhythmus der Organe zusammen (siehe unser Buch *Aus eigener Kraft*). Auch Zucker macht müde, allerdings meist erst etwa zwei bis drei Stunden später. Daher auch der Griff zur Kaffeetasse am späten Vormittag, wenn Ihr Frühstück viel Zucker enthielt. Das Zuviel einer Mahlzeit rührt meistens daher, dass der Körper etwa fünf Minuten brauchen würde, um das klare Signal: »Ich bin satt« zu vermitteln.

Weiter: Sie vertragen ein bestimmtes Lebensmittel wahrscheinlich nicht, wenn Sie regelmäßig unter saurem Aufstoßen, Sodbrennen, Völlegefühl, Blähungen oder Kopfschmerzen leiden. Kopfschmerz und Migräne sind eine sehr häufige allergische Reaktion auf unverträgliche Nahrungsmittel oder Getränke. Schokolade beispielsweise ist für viele Menschen ein starker Migräne-Auslöser und lange nicht der »Glücklichmacher«, als der sie uns verkauft wird. Oftmals wird diese Reaktion nicht in Verbindung mit untauglicher Nahrung gebracht, weil sie verzögert eintreten kann, häufig sogar erst am nächsten Tag. Die Schokolade am Abend bedeutet für viele Kopfschmerzen am nächsten Morgen.

Drittens: Sie vertragen ein bestimmtes Lebensmittel wahrscheinlich nicht, wenn sich etwa 15 Minuten bis eine halbe Stunde nach seiner Aufnahme Ihre Gemütslage stark verschlechtert! Diese Reaktion tritt besonders bei Kindern auf, wenn sie Süßigkeiten oder Milchprodukte gegessen haben, am deutlichsten vormittags zwischen 9 und 11 Uhr. Aber auch bei Erwachsenen, etwa nach der Aufnahme von Mehlspeisen mit poliertem Weizenmehl und weißem Zucker, weil dies stets zu einem Mangel an Vitamin B führt, dem Nerven-Vitamin.

Viertens: Sie vertragen ein bestimmtes Lebensmittel wahrscheinlich nicht, wenn Sie unter unbestimmbaren Rückenschmerzen leiden, besonders im unteren Bereich. Oft am Morgen fühlbar, ein Schmerz, der nach einiger Zeit vergeht. Rückenschmerzen sind eine häufige allergische Reaktion auf polierten Weizen, der ja heute der Normalfall ist. Die überlastete Niere strahlt dann über Nervenbahnen in die Wirbelsäule aus. Kommt immer wieder Weizenmehl nach, wird der Niere die Arbeit schließlich zu viel und ihr Helferorgan, die Milz, gerät unter Druck – mit allen Folgen.

Wichtig hier: Fast immer spürt man es erst zeitversetzt, wenn man etwas nicht verträgt. Ein chronischer Morgenmuffel ist oftmals »nur« das Opfer seiner Essgewohnheiten vom Vortag beziehungsweise Vorabend.

Die Alpha-Omega-Tabelle zu Anfang dieses Kapitels (Seite 18 und 19) lässt erkennen, warum zum Beispiel Kernobst zusammen mit Steinobst für viele Menschen nicht verträglich ist, vor allem nicht Mischsäfte aus beidem. Es ist jetzt sicher auch verständlich, warum manche Menschen von Torten nicht dick werden, während andere buchstäblich schon »beim Hinschauen« Pfunde zulegen. Oder warum viele Menschen, besonders Kinder, das viel gepriesene Glas Orangensaft am Morgen nicht vertragen und mit Sodbrennen reagieren. Oder warum der »gesunde Apfel« von vielen Kindern in der Schulpause schnellstens gegen »etwas Besseres« eingetauscht wird.

Ein Hauptgrund dafür, dass das Wissen um die Ernährungstypen verloren gegangen ist: Der Körper ist in der Regel ungeheuer robust und kann sich an Belastendes schon bald gewöhnen – fast so, als ob er die Fähigkeit zur Resignation besäße! Wir können uns kleinere und auch größere Ernährungssünden also scheinbar folgenlos leisten, manchmal über lange Zeit. In jungen Jahren können wir uns oftmals längere Zeit falsch ernähren, ohne dafür fühlbar die Rechnung präsentiert zu bekommen. Die Müdigkeit nach dem Essen, die Kopfschmerzen und der Kater hier und da, das Zwicken und Zwacken in den Gelenken morgens, der kleine Hautausschlag, der schnell vergeht, die paar Kilo zu viel – so viele Symptome fürs Nichtvertragen, aber wir nehmen sie schlicht und einfach in Kauf, ohne viel darüber nachzudenken, ja, halten sie für »normal«! Erst ab einem Alter von etwa 40 Jahren summieren sich diese Sünden und sind dann nicht mehr so leicht zu ignorieren.

Die pauschal verbreitete Empfehlung, mehrere kleine Mahlzeiten über den Tag zu verteilen, ist für Alpha-Typen langfristig schädlich. Beim Alpha-Typ ist die Verdauung noch friedlich beschäftigt, da würde ihn schon die nächste »Ladung« belasten – sie kann gar nicht zur Ruhe kommen. Der Mensch kann gar kein gesundes Hungergefühl entwickeln, die Geschmacksnerven verlieren ihre natürliche Unterscheidungsfähigkeit und verkommen zu reinen Genussorganen.

Echter Hunger wäre aber für den Alpha-Typ so wichtig, weil er ein klares Signal birgt, nämlich die Information, worauf der Körper hungrig ist! Wer keinen Hunger mehr aufkommen lässt, erfährt nie, was er braucht und was nicht. Deshalb wäre es sinnvoll, mit dem Rhythmus der Mahlzeiten stets so umzugehen, dass man nur etwas isst, wenn man wirklich Hunger hat und nicht nur »Gelüste«.

Es gibt viele Menschen, die es problemlos vertragen, mehrere kleine Mahlzeiten über den Tag zu verteilen und dabei auch tatsächlich echten Hunger haben. Die Banane oder die Honigsemmel zwischendurch machen ihnen nichts aus. Wenn Sie sich darin wiedererkennen, sind Sie wahrscheinlich ein

Omega-Typ. Ausnahme: Wenn Sie mit Übergewicht kämpfen, haben Sie vielleicht nur eine Gewohnheit entwickelt, die Ihnen persönlich schadet.

Betrachten Sie aber diese Informationen über den Ernährungstyp nicht als neue Bibel! Kein Fanatismus, keine Strenge im Umgang mit Lebensmitteln. Nach und nach wird Ihr Körper wieder Vertrauen zu Ihnen fassen und klare Botschaften senden, was ihm guttut und was nicht. Dazu gehört auch, dass Sie manchmal Lust auf Gerichte haben, die eigentlich zum »anderen« Ernährungstyp gehören. Oder Sie sind eingeladen und es gibt »nur« gute Dinge vom gegensätzlichen Ernährungstyp, auch das kommt vor. Gönnen Sie sich, worauf Sie Lust haben – aber versäumen Sie nie, zu beobachten, wie es Ihnen danach oder am nächsten Morgen geht. Und dann ziehen Sie Ihre Schlüsse, übernehmen Sie Verantwortung und handeln Sie. Kein für Ihren Ernährungstyp als »belastend« gekennzeichnetes Lebensmittel ist in Stein gemeißelt!

Jetzt aber zur Frage, die Ihnen sicher schon unter den Nägeln brennt ...

Alpha oder Omega – welcher Typ bin ich?

Ein kleines Starthilfe-Quiz zum Erkennen des eigenen Ernährungstyps kann helfen, zu einem eindeutigen Ergebnis zu kommen.

Alpha-Typ: Lieben Sie größere Mahlzeiten, dafür in größeren Abständen, ohne Snacks zwischendurch? Sie vertragen den täglichen Orangensaft, haben bei Gurken keine Probleme mit Aufstoßen und Karotten sind ein bevorzugtes Gemüse? Nach Süßigkeiten und Weizenbrot stellt sich regelmäßig Müdigkeit ein? Bekommen Sie von Kirschen oder Pflaumen einen sauren Magen, vertragen Sie Äpfel besser? Fast immer mit Ja geantwortet, gibt einen deutlichen Hinweis auf einen Alpha-Typ.

Omega-Typ: Sie haben relativ oft Hungergefühle, sind aber dann schon mit Kleinigkeiten wie ein paar Früchten, einer Müslischnitte, einem Smoothie zufrieden? Große Essensportionen wirken eher abschreckend? Bio-Süßigkeiten wirken nicht so belastend, wie man erwarten könnte? Bio-Weißbrot vertragen Sie gut, bekommen von Roggenbrot eher Magendrücken? Tierisches Fett, etwa Butter, kann schon mal eine leichte Übelkeit verursachen? Der tägliche angeblich so gesunde Apfel kann Sie nicht wirklich begeistern? Mehrere Ja-Antworten lassen einen Omega-Typ vermuten.

»Unterm Strich« haben Sie im Wesentlichen zwei Möglichkeiten, Ihren Ernährungstyp zu ermitteln:

Anhand der Alpha-Omega-Tabelle könnten Sie sich einmal zwei Wochen streng wie ein Omega-Typ und dann zwei Wochen wie ein Alpha-Typ ernähren. Die Erfahrung wird meistens schon den richtigen Weg weisen.

Die zweite Möglichkeit: Es kommt immer wieder vor, dass Unsicherheit bleibt, etwa wenn man als Omega-Typ ein typisches Alpha-Lebensmittel liebt und auch gut verträgt, zum Beispiel Karotten. Oder wenn man als Alpha-Typ mit Kaffee aufgewachsen ist und meint, man vertrage ihn gut beziehungsweise brauche ihn gar. Für diesen zweiten Fall haben wir nicht nur ein eigenes Buch geschrieben, das wir Ihnen wärmstens ans Herz legen möchten: *Alpha-Omega Formel* (Gräfe & Unzer Verlag 2021, mit 100 Rezepten und vielen Tipps zur Anwendung des Wissens im Alltag). Wir haben zudem einen Ernährungstyp-Fragebogen entwickelt, den Sie online auf unserer Website direkt ausfüllen können und den wir persönlich für Sie auswerten. Das Ergebnis beseitigt alle Zweifel, Sie können sich darauf verlassen. Schließlich möchten wir noch eine Frage beantworten, die im Laufe der Jahre öfter an uns gestellt worden ist: Gibt es Menschen, die keinem der beiden Ernährungstypen angehören – »Mischtypen« sozusagen?

Was ist ein Mischtyp?

Mischtypen, die weder Alpha noch Omega zugeordnet werden können, kommen eher selten vor. Viele unserer Leser glaubten sich als Mischtyp zu erkennen und ein kleiner Teil von ihnen gehörte tatsächlich in diese Kategorie. Die meisten allerdings hatten langjährige Essensgewohnheiten mit »vertrage ich gut« verwechselt. Das ist verständlich, aber die Situation klärt sich rasch auf, wenn man nach Absetzen des Lebensmittels die Entzugserscheinungen überwunden hat und sich viel besser fühlt als vorher. Häufiges Beispiel: Alpha-Typen, die seit ihrer Jugend an Kaffee gewöhnt sind. »Echte« Mischtypen vertragen zwar grundsätzlich alle Lebensmittel, aber eher in Form dessen, was man heute als »Trennkost« bezeichnet.

Wenn Sie ein Mischtyp sind, dann wäre es sinnvoll, Eiweiß und Kohlenhydrate möglichst getrennt zu halten, und Sie werden sich wohlfühlen! Fett kombiniert mit Kohlenhydraten und Fett kombiniert mit Eiweiß dagegen wird meistens gut vertragen. Mischtypen sind häufig wählerische Esser, die es in der Kindheit nicht immer leicht hatten. Zu Unrecht galten sie oft als »heikel«, nur weil sie beispielsweise Wurst lieber pur und ohne Brot bevorzugten. Die Kombination von Eiweiß und Kohlenhydraten wurde oft instinktiv abgelehnt. Leider gilt in Kindheit und Jugend auch heute noch vielfach das ungeschriebene Gesetz: »Was auf den Teller kommt, wird gegessen!« Das ist von Anfang an der falsche Weg, aber für den Mischtyp kann er sich katastrophal auswirken. Der Stoffwechsel wird nämlich so sehr irritiert, dass er oft schlicht die Arbeit verweigert und notgedrungen nur noch »ablagert«.

Wenn Sie fit und gesund bleiben (oder werden) wollen, achten Sie in Zukunft mehr auf Trennkost. Lassen Sie sich dabei von den zahlreichen Büchern zum Thema helfen. Trennkost wäre im Übrigen für alle Menschen ideal, nur eben nicht so zwingend wie für den Mischtyp.

Die besondere Herausforderung für den Mischtyp besteht darin, die Dinge, die Sie absolut nicht vertragen, ernster zu nehmen. Beispielsweise vertragen Sie Süßigkeiten vielleicht generell gut, aber dafür Buttercremetorte oder Schokolade gar nicht. Wenn Sie die Selbstbeobachtung gründlich und ehrlich machen, sind Sie Ihre Sorgen los. Achten Sie als Mischtyp besonders darauf, ob Sie tierisches Fett (Butter, Ghee) besser vertragen als pflanzliches Fett (Olivenöl etc.) oder umgekehrt, und richten Sie sich dann nach dieser Erfahrung.

*

Das Wissen um den eigenen Ernährungstyp hilft, Körper, Geist und Seele zu wecken und die Lasten abzustreifen, die uns niederdrücken. Es ist eine große Hilfe, um endlich wieder die Zügel in die Hand zu nehmen, ein Leben in Unabhängigkeit und Selbstverantwortung zu führen. Essen Sie, was Ihnen guttut, und nicht, was Ihnen vorgeschrieben wird. Haben Sie einfach den Mut, das Wissen Ihrer Vorfahren zurückzuerobern. Es ist unser aller Geburtsrecht. Sie müssen nicht auf den Segen von oben warten. Einfach ausprobieren – und schon erfahren Sie den

Segen unmittelbar, spätestens nach ein paar Tagen, wenn Ihr Körper nach so langer Zeit der Vernachlässigung wieder aufgeatmet und Vertrauen zu Ihnen gefasst hat.

Viele Leser waren völlig fassungslos, welche unglaubliche Schärfe Sinneswahrnehmungen annehmen können – zu schmecken, zu riechen, zu fühlen! Es ist unser Versprechen: Was Sie an Lebensqualität und Lebensfreude gewinnen, werden Sie nicht mehr hergeben wollen!

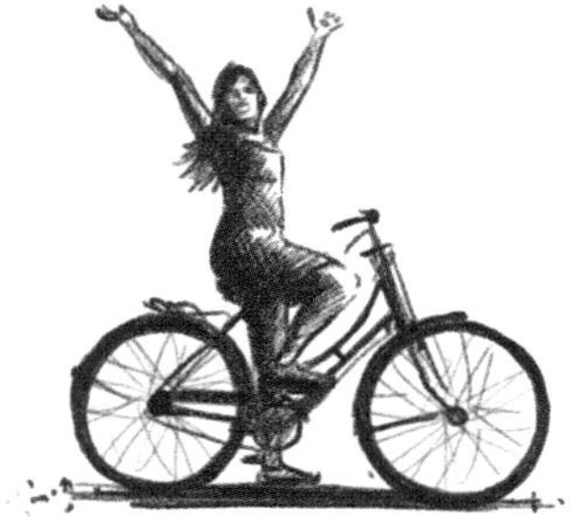

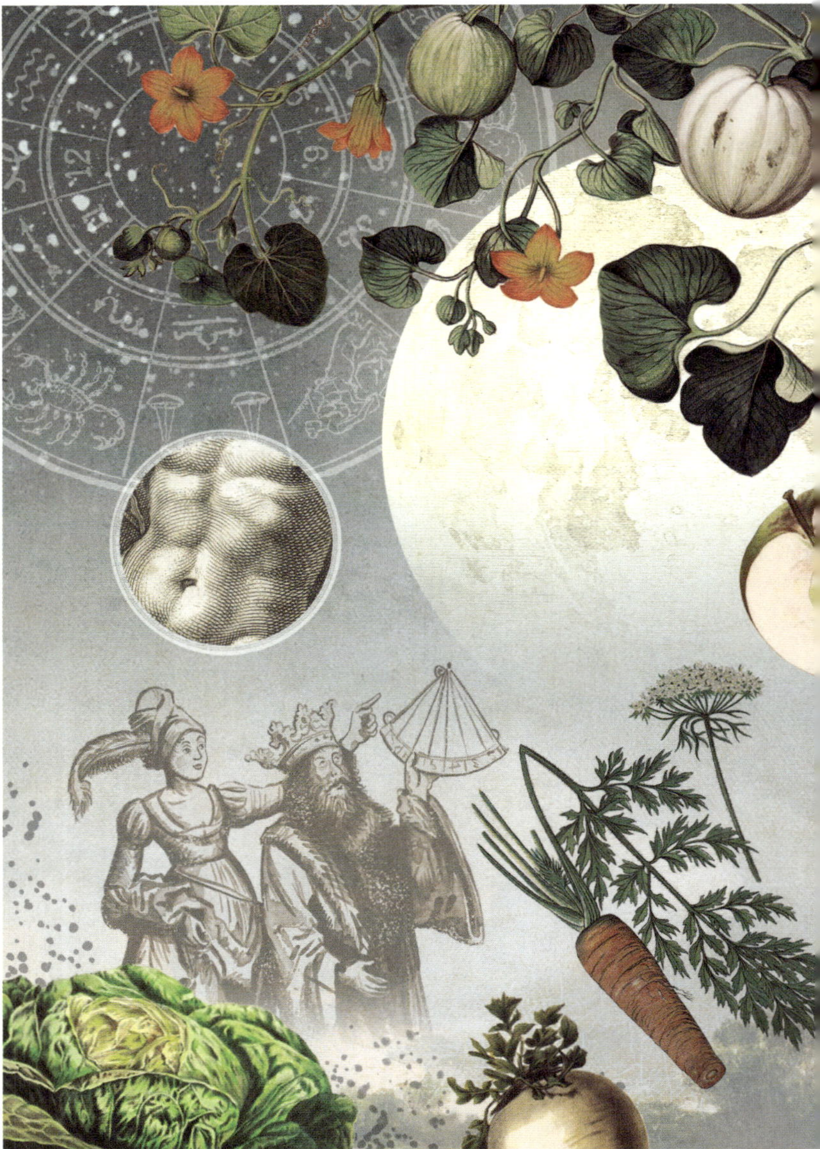

ERNÄHRUNG *zum richtigen* ZEITPUNKT: *Eine kurze* GEBRAUCHSANWEISUNG *für den* MONDKALENDER

»Der Schritt vorwärts zur Ernährung,
wie sie für uns Menschen schon immer gedacht war,
bewahrt deine Gesundheit, stellt sie wieder her.
Der Schritt vorwärts zur Ernährung,
wie sie für uns Menschen schon immer gedacht war,
schützt die Umwelt und lässt uns vorwärts gehen
zu einer Natur, die allen Lebewesen
Würde, Freiheit und Raum lässt.«

Ron Fischer

Was geschieht, wenn das Überleben einer Gemeinschaft von Menschen von der Fähigkeit abhängt, sich selbst helfen zu können, wenn es um Gesundwerden und Gesundbleiben geht. Ganz einfach: Sie schärfen ihre Wahrnehmung und Beobachtungsgabe, lernen Heilkraft und Wirken der Natur kennen und erkennen ganz sicher auch, dass der Erfolg jedes Handelns natürlichen Rhythmen unterworfen ist. Ganz besonders dem Rhythmus des Mondes und seiner Position im Tierkreis. Denn genau so und nicht anders ist überhaupt der Tierkreis mit seinen zwölf

Tierkreiszeichen entstanden. Wenn meine Wahrnehmung über längere Zeiträume mir sagt, dass die günstige Zeit für ein bestimmtes Tun – etwa das Sammeln von Heilkräutern für Verdauungsprobleme – genau zwischen zwei Sternen am Himmel auftaucht, dann liegt es nahe, diese Sterne zu einem Bild zusammenzufassen und ihm einen Namen zu geben, der es leicht macht, die von ihnen – wie von einem Uhrzeiger – angezeigten Einflüsse zu erkennen und vor allem vorauszuberechnen. Genau hier verbirgt sich der Grund, warum Tausende und Abertausende von Gebäuden aus alter Zeit keinem anderen Zweck dienten, als den Lauf des Mondes (und auch der Sonne) in Kalendern festzuhalten. Noch bis vor etwa 120 Jahren wäre ein Kalender, der Mondphase, Mondstand und Tierkreis nicht enthält, undenkbar gewesen – reine Papierverschwendung. Wir schätzen uns glücklich, daran beteiligt zu sein, das uralte Wissen vom »richtigen Zeitpunkt« wiederzubeleben. Denn die Zukunft wird uns dazu zwingen, warum also nicht die ersten Schritte freiwillig tun?

Wenn dieses Büchlein Ihre erste Berührung mit einem Mondkalender bedeutet, ist natürlich eine kleine Gebrauchsanweisung angebracht. Denn was bedeutet es, wenn in diesem Büchlein von den verschiedenen »Zuständen« des Mondes die Rede ist, die auf so viele Tätigkeiten im Alltag Einfluss nehmen? Was heißt »Vollmond« und »Neumond«, »zunehmender« und »abnehmender Mond«? Was steckt zum Beispiel hinter dem Satz: »Vollmond im Tierkreiszeichen Stier ist günstig für einen Fastentag«? Oder hinter dem Satz: »Bei Mond in Steinbock sollte man den Salzkonsum reduzieren«?

Der Einfachheit halber hatten sich unsere Vorfahren Formulierungen wie diese angewöhnt: »Der Mond beeinflusst alle Vorgänge im Körper«, »Mond im Tierkreiszeichen Zwillinge regiert Arme und Hände« oder auch: »Der abnehmende Mond wirkt entgiftend«. Dabei ist es völlig gleichgültig, ob der Mond tatsächlich diese Wirkung hat oder ob er zeitgleich mit bestimmten Energien und Vorgängen auf der Erde die immer gleichen Positionen einnimmt.
Wir bleiben beim Sprachgebrauch, der seit alters her im Umlauf ist: Der Mond, seine Phasen und seine Position im Tierkreis »wirken« auf die Erde und auf alles Leben. Zur leichteren Identifizierung im Mondkalender nun zu den fünf wichtigsten Impulsen des Mondes:

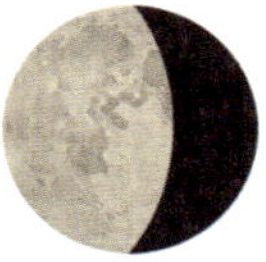

Zunehmender Mond

Wenige Stunden nach Neumond wird der Mond als feine Sichel erkennbar, die sich nach links öffnet. Die Phase zwischen Neu- und Vollmond bezeichnet man als »zunehmenden Mond«, sie dauert etwa 14 Tage. Symbolisch finden Sie den zunehmenden Mond im Kalender als weiße oder gelbe Sichel bis zum Vollmond eingezeichnet. Alle Kräfte, die der zunehmende Mond freisetzt, werden umso stärker, je näher der Vollmond rückt. Der Körper nimmt jetzt alles besser auf. Vitamine, Mineralien, aber auch Belastendes wie Fette, zu viel Salz, zu viel tierisches Eiweiß. In der Regel machen sich diese Kräfte drei Tage vor Vollmond am deutlichsten bemerkbar.

Vollmond

Nimmt man den Neumond als Beginn, hat der Mond jetzt die Hälfte seiner Reise um die Erde vollendet, er steht als leuchtender Vollmond am Himmel. Im Mondkalender ist der Vollmond als weiße oder gelbe Scheibe eingezeichnet. Jetzt zeigt sich, ob man in seinen Alltag genug Bewegung eingebaut hatte oder nicht. Spätes Abendessen raubt einem den ruhigen Schlaf. Kuren zum Abnehmen sind nicht so erfolgreich. Der Verlauf von Operationen ist nicht so günstig, Heilungsprozesse dauern länger.

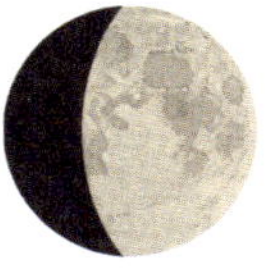

Abnehmender Mond

Kurz nach Vollmond wandert der Mond langsam weiter, sein Schatten wächst von rechts nach links. Die etwa 14-tägige Phase des abnehmenden Mondes beginnt, bis wieder Neumond herrscht. Die vom Abnehmen des Mondes angezeigten Kräfte werden umso stärker, je mehr der Mond abnimmt, und sind kurz vor Neumond am stärksten. In dieser Zeit entschlackt der Körper besonders gut. Fasten- und Frühjahrskuren sind erfolgreicher. Massagen zum Lösen von Stauungen gelingen im abnehmenden Mond besser. Operationen verlaufen positiver.

Neumond

Steht der Mond – von der Erde aus gesehen – genau zwischen Erde und Sonne, dann liegt seine uns zugewandte Seite völlig im Dunkeln. Für wenige Stunden ist er dann nicht zu erkennen und auf der Erde herrscht »Neumond«. Im Mondkalender wird der Neumond als schwarze, manchmal auch als dunkelblaue Scheibe eingezeichnet. Ein Fasttag an Neumond wäre ideal. Wer an Neumond Neues beginnt, hat größere Chancen auf Erfolg.

Sie können sich den Mondkalender bis 2029 unter
www.servus.com/mondkalender-servus-buch
oder über diesen QR-Code herunterladen:

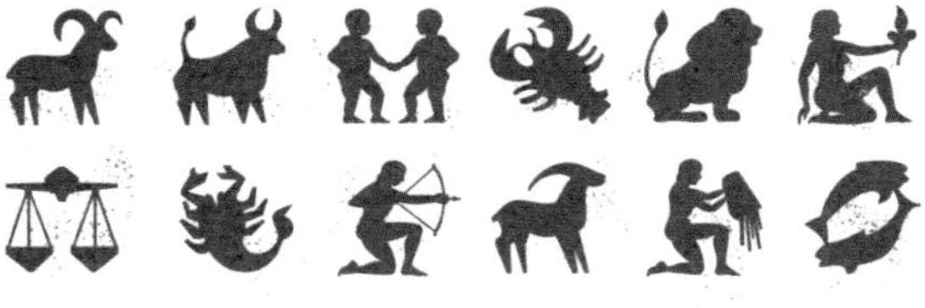

Der Mondstand im Tierkreis

Im Mondkalender sind im Laufe eines einzigen Monats alle zwölf Tierkreiszeichen angegeben. Wenn die Erde um die Sonne wandert, hält sich die Sonne im Laufe eines Jahres jeweils etwa einen Monat lang in einem Zwölftel des Tierkreises auf – vom Tierkreiszeichen Widder Ende März bis zum Tierkreiszeichen Fische Ende Februar. Dieselben Tierkreiszeichen durchläuft auch der Mond bei seinem etwa 28-tägigen Umlauf um die Erde, wobei er sich in jedem Zeichen nur zwei bis drei Tage lang aufhält!

Die folgende Tabelle ist neben dem Mondkalender als Gedächtnisstütze und Inspiration gedacht. Sie gibt einen Überblick über die unterschiedlichen Wirkungsimpulse der einzelnen Mondstände im Tierkreis auf die Nahrungsqualität und die zugeordnete Farbe und zeigt Ihnen die gebräuchlichen Symbole für die Tierkreiszeichen, um das Auffinden und Identifizieren jener Zeichen in den Mondkalendern zu erleichtern.

Die Tabelle zeigt auf einen Blick, dass mit dem Mondstand im Tierkreis zwölf unterschiedliche Kraftwirkungen verbunden sind, die in unserem Körper deutliche »Spuren« hinterlassen und – was uns in diesem Buch besonders interessiert – auf die Verträglichkeit von Lebensmitteln Einfluss nehmen.

Die rechts stehende Tabelle soll als Gedächtnisstütze dienen und macht Sie mit den wesentlichen Grundlagen vertraut – in diesem Büchlein mit der Wechselwirkung zwischen Mondstand im Tierkreis sowie seiner »Nahrungsqualität« und auch der »Tagesfärbung« (die im nächsten Kapitel von Bedeutung sein wird).

TIERKREIS-ZEICHEN	NAHRUNGS-QUALITÄT	TAGES-FÄRBUNG
WIDDER	FRUCHT/EIWEISS	ROT
STIER	SALZ	BLAU
ZWILLINGE	FETT	GELB
KREBS	KOHLENHYDRATE	GRÜN
LÖWE	FRUCHT/EIWEISS	ROT
JUNGFRAU	SALZ	BLAU
WAAGE	FETT	GELB
SKORPION	KOHLENHYDRATE	GRÜN
SCHÜTZE	FRUCHT/EIWEISS	ROT
STEINBOCK	SALZ	BLAU
WASSERMANN	FETT	GELB
FISCHE	KOHLENHYDRATE	GRÜN

An dieser Stelle eine Anmerkung: Dieses Buch ist in erster Linie als Anregung für Sie gedacht, nicht als starres »Gesetzeswerk«. Wir müssen einfach wieder lernen, uns Zeit zum Nachfühlen zu nehmen, und mehr Geschmack am Echten und an der Wirklichkeit entwickeln statt an den Ersatz- und Suchtstoffen aus der »Glotze«. Wir haben die Freiheit, uns korrekt zu informieren, der eigenen Erfahrung zu vertrauen und entsprechend zu handeln. Nutzen wir diese Freiheit!

Die NAHRUNGSQUALITÄT *des* MONDSTANDES *im* TIERKREIS

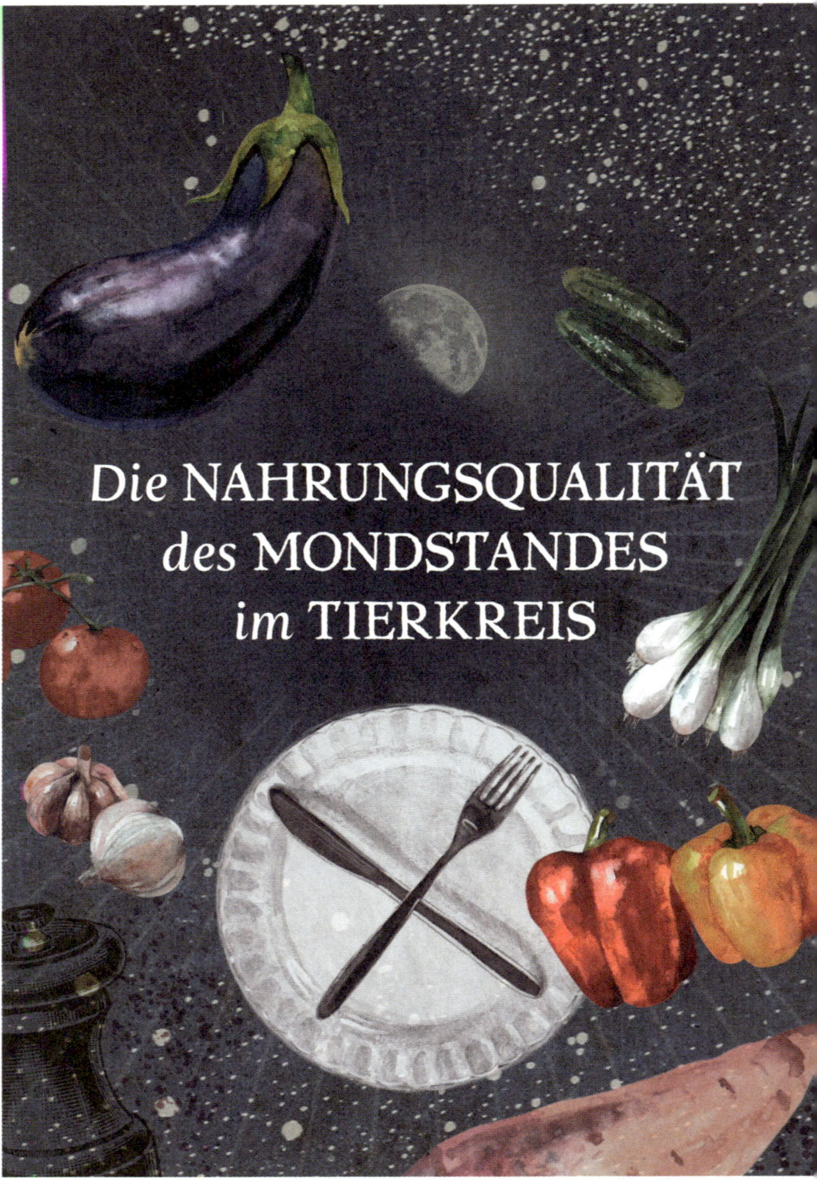

»Ist er Koch oder Arzt?
Ist dies eine Apotheke oder ein Restaurant?
Gemüse, Frühlingszwiebel und Porree:
Köstliche Gerichte verbannen Tabletten und Pillen,
Nahrhafte Speisen sind das Mittel gegen alle Leiden.«
Chinesisches Gedicht

Thomas Poppe erzählt: Der entscheidende Satz, der alles ins Rollen gebracht hat, all die Vorträge und die Bücher, die Johanna und ich gemeinsam geschrieben haben, lautete: »Kein Wunder, denn heute ist ein Kohlenhydrattag ...« Johanna hatte ihn in ganz jungen Jahren spontan gegenüber einer Bäckerin geäußert. Diese hatte sich bei ihr entschuldigt, weil wider Erwarten an diesem Tag die Brötchen schon ausverkauft waren. Der Satz und eine kurze Erklärung inspirierten die Bäckerin, Johanna zu einem Vortrag über den Einfluss der Mondrhythmen zu bewegen und auch darüber, dass jedes Tierkreiszeichen einen speziellen Einfluss auf unsere Lebensmittel ausübt. Diesem ersten Vortrag vor über 40 Jahren folgten Hunderte weitere, bis schließlich unser erstes Buch Vom richtigen Zeitpunkt endlich die Wiedergeburt des Mondwissens einläutete.

Wie sich der Einfluss der Mondrhythmen auf Ihre Ernährung auswirkt – damit möchten wir Sie jetzt vertraut machen.

Vielleicht konnten Sie es nicht erwarten und haben jetzt schon herausgefunden, ob Sie ein Alpha- oder Omega-Typ sind. Jetzt können Sie weitergehen und Ihre individuelle Beziehung zu den Einflüssen des Mondstandes im Tierkreis auf unser »tägliches Brot« entdecken und in Ihren Alltag einbauen, denn: Ein wichtiger Schritt zu Ihrer ganz persönlichen gesunden Ernährung besteht darin, sie mit Mondphase und Mondstand im Tierkreis sowie ihren speziellen Einflüssen auf unsere Lebensmittel in Harmonie zu bringen. Ist Ihnen schon einmal aufgefallen, dass ein und dasselbe Nahrungsmittel an manchen Tagen salziger schmeckt als an anderen? Dass Heißhunger manchmal kommt und geht – aber nur auf ganz bestimmte Gerichte? Dass wir von Zeit zu Zeit beim Essen »scharf« darauf sind, dass ganz bestimmte Farben in dem Gericht vorkommen, das wir kochen (oder bestellen)? Ob wir eine Mahlzeit gut vertragen oder nicht, dafür ist auch die jeweilige Mondphase verantwortlich. Bei zunehmendem Mond und gleichbleibenden Essgewohnheiten und -mengen nehmen wir leichter zu als bei abnehmendem Mond. Andersherum kann man bei abnehmendem Mond oft etwas mehr essen als sonst, ohne gleich Gewicht anzusetzen. Auch so manche ausgiebige Mahlzeit wird der Körper bei abnehmendem Mond nicht gleich übelnehmen. Die »Mondkur«, die sich aus den Mondphasen ableiten lässt, haben wir ausführlich in unserem Buch *Gesund mit der Kraft des Mondes* (Servus 2024) beschrieben.

Welche Einflüsse sind bei bestimmten Tierkreiszeichen am Werk?

Einfach ausgedrückt: Das harmonische Zusammenspiel zwischen einem Nahrungsmittel und unserem Körper und damit unserer Gesundheit sowie unserem Wohlbefinden ist auch vom jeweiligen Stand des Mondes im Tierkreis abhängig. Der Mondkalender – der Lauf des Mondes durch die Tierkreiszeichen – zeigt in zwei- bis dreitägigem Abstand wechselnde Impulse auf die Nahrung und auf die Fähigkeit des Körpers, diese Nahrung zu verwerten, an. Mit Ihrem Wissen, welcher Ernährungstyp Sie sind, können Sie jetzt noch genauer beobachten, wie sich die Mond- und Naturrhythmen für Ihre Gesundheit nützen lassen. Und so sehen die Zusammenhänge aus:

Die Frucht- und Eiweißtage: Widder, Löwe und Schütze

An Widder, Löwe und Schütze vertragen manche Menschen Früchte oder pflanzliches Eiweiß besonders gut, andere besonders schlecht. Wiederum je nach Typ können Sie mit der Wirkung von pflanzlichem Eiweiß oder von Kernobst (Alpha-Typ) oder Steinobst (Omega-Typ) Erfahrungen sammeln. Tierisches Eiweiß (Fleisch, Milchprodukte etc.) verträgt niemand (siehe Tabelle Seite 18/19).

Wenn Sie »Ihr« Obst an diesen Tagen gut vertragen, dann nützen Sie die Gelegenheit und legen Sie zwei oder drei Obst- oder Safttage ein. Säfte sind zwar niemals so wirksam wie Obst in seiner Ganzheit, aber oftmals sind Säfte bequemer zu beschaffen. Bevor man ganz auf eine solche Mini-Kur verzichtet, sollte man auf sie zurückgreifen. In Ihrer Kost sollte bei diesen Tierkreiszeichen die Farbe Rot nicht fehlen, weil sich das besonders günstig auf die Blutbildung auswirkt – Beeren, Früchte, Tomaten, rote Säfte usw. für Omega-Typen.

Zusammengefasst: An Frucht-/Eiweißtagen vertragen und brauchen Sie entweder mehr pflanzliches Eiweiß und Früchte als sonst oder weniger. Beobachten Sie und ziehen Sie Ihre eigenen Schlüsse.

Die Salztage: *Stier, Jungfrau, Steinbock*

Stier, Jungfrau und Steinbock haben Einfluss auf die Wirkung von Salz in der Ernährung. Wenn Sie aus irgendwelchen Gründen generell sehr salzarm essen, dann achten Sie besonders auf diese Tage. Wenn es der Arzt sogar verordnet hat, sind diese Tage für manche Patienten oftmals besonders heikel, weil Stier, Jungfrau und Steinbock die Wirkung von Salz verstärken, in diesem Fall auf schädliche Weise. Später, wenn diese Tage vorbei sind, wirkt Salz nicht mehr so belastend. Blaue Lebensmittel haben jetzt eine besonders positive Wirkung (Blaubeeren, Blaukraut etc.).

Zusammengefasst: An Salztagen vertragen Sie entweder mehr Salz als sonst oder weniger. Beobachten Sie und ziehen Sie Ihre eigenen Schlüsse.

Die Öltage: *Zwillinge, Waage, Wassermann*

Mancher liebt und verträgt fettreiche Speisen gerade an den Öltagen Zwillinge, Wassermann und Waage, während anderen in diesen Tagen schon der Geruch von Fett missfällt. Achten Sie genau darauf, was Ihnen in dieser Zeit besonders schmeckt und wie es auf Sie wirkt. Und stellen Sie es in Beziehung zu Ihrem Typ: Als Alpha-Typ vertragen Sie alle tierischen Fette (Butter, Butterschmalz, Ghee), als Omega-Typ alle pflanzlichen Fette und Öle. Beide Fette sollten auf Dauer niemals gemeinsam gegessen werden.

Ausnahmen sind nicht so schlimm, wie immer bei der wirklich gesunden Ernährung. Lassen Sie sich also niemals ein schönes Mittagessen oder Abendessen mit Freunden vermiesen, nur weil nicht »Ihr« Fett auf den Tisch kommt. Ausnahmen machen den Körper wach und stabil. Er lernt, sich auch auf für Sie Ungesundes einzustellen und damit umzugehen (wenn es nicht zu viele »Ausnahmen« gibt). Auch Sie selbst bekommen dann ein unbestechliches Gefühl dafür, was Ihnen bekommt und was nicht.

Wenn Sie Ihren Ernährungstyp schon herausgefunden haben, haben Sie es jetzt gut. An Öltagen können Sie ab jetzt Fett stark reduzieren oder »Ihr« Fett (Alpha: Butter und Butterschmalz, Omega: pflanzliche Öle und Fette) genießen. Auch als »Anfänger« kommen Sie schnell dahinter. Die Farbe Gelb macht sich in Ihrer Ernährung an diesen Tagen besonders gut (gelbe Rüben, gelbe Paprika etc.).

Zusammengefasst: An Öltagen vertragen Sie entweder mehr Fett (tierisch oder pflanzlich, je nach Ernährungstyp) als sonst oder weniger. Das für Sie

»falsche« Fett greift an diesen Tagen den Körper schneller an. Beobachten Sie und vertrauen Sie Ihrer eigenen Erfahrung.

Die Kohlenhydrattage: Krebs, Skorpion, Fische
Mancher verdaut Kohlenhydrate (Brot, Pasta ohne Ei, Mehlspeisen, Kuchen) besonders gut an den Kohlenhydrattagen Krebs, Skorpion und Fische, dem anderen verschließt dagegen dann schon ihr Anblick den Magen. Wenn Sie mit Ihrer persönlichen Beobachtung erfolgreich waren, dann wissen Sie, was zu tun ist: An Krebs, Skorpion und Fische »Ihre« Kohlenhydrate (Alpha-Typ oder Omega-Typ? Roggen oder Weizen?) entweder besonders bevorzugen oder besonders meiden.

Wenn Sie an diesen Tagen Mehlspeisen besonders zusprechen und sich gleichzeitig mit Gewichtsproblemen herumschlagen, dann richtet sich Ihr Hungergefühl auf das »Falsche«, aus welchen Gründen auch immer. Machen Sie in diesem Fall einen Versuch: Meiden Sie einige Monate lang an Krebs, Skorpion und Fische alle Speisen mit hohem Kohlenhydratanteil (Getreide, Kartoffeln etc.). Vielleicht genügt diese kleine Umstellung schon. Die Tagesfärbung dieser Tage ist Grün. Alle grünen Lebensmittel (und da ist die Auswahl ja riesig) wirken sich jetzt besonders positiv auf die Gesundheit aus.

Zusammengefasst: An Kohlenhydrattagen vertragen und brauchen Sie entweder mehr von »Ihren« Kohlenhydraten als sonst oder weniger. Zur Erinnerung: Dinkel ist für beide Ernährungstypen verträglich. Beobachten Sie und ziehen Sie wieder Ihre eigenen Schlüsse.

*

Haben Sie nun etwas Geduld: Schon nach wenigen Wochen oder Monaten können Sie anhand des Vergleichs mit dem Mondkalender genau feststellen, welche Wirkungen die unterschiedlichen Nahrungsqualitäten für Sie persönlich haben, was Ihnen an welchen Tagen besonders gut oder schlecht bekommt. Besonders für Allergiker kann die Erfahrung mit der Beziehung zwischen Verträglichkeit von Nahrungsmitteln und Mondkalender ein wichtiges Instrument werden: Nicht an allen Tagen des Monats schadet ein allergieauslösendes Nahrungsmittel gleich stark. Anhand des Mondkalenders ließe sich mühelos herausfinden, ob und in welcher Weise die jeweilige Nahrungsqualität den Konflikt zwischen

Körper und Nahrungsmittel beeinflusst. Der Verzicht auf bestimmte Lebensmittel an wenigen Tagen des Monats ist sicherlich nicht so schwer zu ertragen wie ein lebenslanges hartes Diätregiment.

Nebenbei bemerkt: Viel trinken ist eine Grundvoraussetzung, wenn man sich wirklich gesund ernähren und kein Fett ansetzen will. Der Körper braucht immer viel Flüssigkeit, um alle unnötigen Stoffe loszuwerden. Eigentlich sind sie nicht von vornherein »unnötig«, sondern werden erst irgendwann überflüssig. Damit der Stoffwechsel reibungslos funktioniert, brauchen wir ausgeglichene, biologische Nahrung und viel Flüssigkeit. Dass Flüssigkeit, gleich welcher Art, nicht direkt zu den Mahlzeiten getrunken werden soll, sondern immer vorher oder hinterher, ist für Sie vielleicht neu, aber ganz wichtig für den Erfolg jeglicher Abnehmkur und letztlich Bestandteil einer gesunden Lebensführung. Zum Essen etwas zu trinken, verwirrt den Körper und die Verdauung. Dennoch sollten Sie viel Wasser trinken, am besten Quell- oder Leitungswasser, über den Tag verteilt mindestens zwei Liter. Damit jedoch nicht gut gemeint übertreiben! Wer ohne Durst mehr als zwei Liter trinkt, könnte dem Körper schaden, weil dann auch wichtige Mineralien ausgeschwemmt werden, bevor sie dem Körper nützlich werden können.

Jeder Mensch spricht also auf seine ganz persönliche Art auf Speisen und Getränke an – ob Alpha- oder Omega-Typ, ob der Mond gerade im Widder oder im Steinbock steht, ob die Nahrungsmittel echte Lebensmittel sind oder Stopf-Bläh-Füllmittel aus der Fast-Food-Industrie. Wer an manchen Tagen nur Lust auf Salat oder Früchte hat und ein anderes Mal nur auf Brote oder Wurzelgemüse, der muss keineswegs fürchten, sich einseitig zu ernähren: Vielleicht ist es nur jemand, dessen natürliches Gespür erwacht ist.

Wir freuen uns mit Ihnen, wenn Sie das Gefühl erleben, das sich nach kurzer Zeit des Achtens auf Mondkalender und Speiseplan einstellt. Sie werden erfahren, dass die Ernährung im Mondrhythmus letztlich keine »Kur« ist, sondern eine ganz natürliche Ernährungsweise – in Harmonie mit den Rhythmen unseres Körpers und der Natur. Werfen wir nun einen Blick auf weitere wichtige Bausteine der gesunden Ernährung, wie sie für uns Menschen gedacht ist.

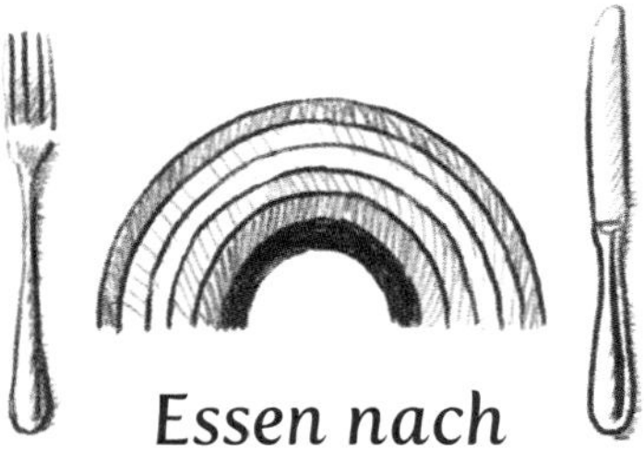

Essen nach FARBEN

Thomas Poppe erzählt: *Gleich zu Anfang der Zusammenarbeit mit Johanna fiel mir auf, dass sie beim Kochen eine besondere Gewohnheit hatte: Sie sorgte immer dafür, dass »Farbe auf den Tisch« kam – ein paar Blätter Basilikum auf den Spaghetti, bunte Paprikawürfelchen hier und da, bunte Salate, überall Farbtupfer. Es sollte noch einige Zeit dauern, bis ich herausfand, dass es nicht nur darum ging, »dass das Auge mit isst«. Welch tiefgehende Bedeutung Farben in unserer Ernährung haben können, das erfahren Sie jetzt in diesem Kapitel.*

Haben Sie schon einmal die Beobachtung gemacht – etwa im Fernsehen oder aus eigener Anschauung auf Reisen –, wie ungemein farbenprächtig es auf den

Obst-, Gemüse- und Gewürzmärkten in fernen Ländern zugeht? Jede nur denkbare Farbe des Spektrums ist vertreten, auf den Märkten und Basaren des Ostens, in Japan und Indien genauso wie in Marokko und Spanien, auch im Westen und Süden, in Afrika und Lateinamerika. Vielleicht ist Ihnen auch aufgefallen, dass sich dieses bunte Treiben auch auf den mit Speisen beladenen Tellern wiederfindet, in den Restaurants, Bodegas und Tandoor-Stuben, ebenso wie in den Häusern und Hütten dieser Länder.

Und haben Sie schließlich bemerkt, dass es in all den »Ländern der bunten Speisen« sehr viel weniger übergewichtige Menschen gibt als etwa bei uns oder in den USA? Selbstverständlich gibt es für diesen Unterschied viele Gründe, unter anderem die verbreitete Armut in jenen Ländern, aber ein Grund ist sicherlich auch der, dass in vielen Ländern der Erde ein spezielles Geheimnis gesunder Ernährung einfach aus Tradition oder bewusst und absichtlich bewahrt worden ist – nämlich »nach Farben zu essen«.

> Die ***Grundregel*** lautet: Im Laufe eines Tages sollte man in seiner Nahrung alle Farben des Regenbogens wiederfinden können – Blau, Grün, Gelb, Orange, Rot, Violett.

Dabei ist es völlig gleichgültig, welche Nahrungsmittel die jeweilige Farbe besitzen – ob Gemüse, Getreide oder Getränk. Ja, und selbstverständlich sprechen wir hier von echten Naturfarben und nicht von chemisch erzeugten Lebensmittelfarben.

Manche angegriffenen Organe – besonders innere Organe – heilen schneller aus, wenn die Therapie durch entsprechende Farben unterstützt wird, auch in der Ernährung. So liebt beispielsweise die Galle die Farbe Gelb, um optimal zu funktionieren. Ist die Galle belastet oder krank, dann wird unserer Erfahrung nach schon dann eine Besserung eintreten, wenn man ein gelbes Hemd trägt oder gelbe Bettwäsche verwendet.

Vielleicht wird Ihnen nun bewusst, welche Folgen es hat, dass die vorherrschenden Farben auf unseren Tellern Braun, Beige und Grün sind. Die Farben, mit denen wir uns täglich umgeben, beeinflussen unser Empfinden, beeinflussen unsere körperliche und geistige Verfassung. Ein wenig sollte man über Farben Bescheid wissen, bevor man etwa Vorhänge aussucht, Tischtücher, Bettwäsche, Bekleidung für die Nacht, Farben oder Tapeten für Heim und Büro.

Besonders sinnvoll wäre es, auch die Farben des eigenen Geburtsdatums zu kennen, beziehungsweise zu wissen, welche Farben darin fehlen! Darüber ausführlich zu sprechen, ist hier nicht der Platz, aber unser Buch *Das Tiroler Zahlenrad* (Goldmann-Verlag) kann Ihnen eine ganz neue Welt der Farberfahrung öffnen.

Wichtig zu wissen: Farben haben eine Wirkung, sogar wenn wir sie nicht sehen können, etwa nachts oder bei einem blinden Menschen. »Langzeitwirkung« ist in unserer schnelllebigen Zeit fast ein Fremdwort geworden – ein Grund, warum das Wissen um die Farbwirkung etwas in Vergessenheit geraten ist oder der Mode geopfert wird. Was nicht sofort beweisbar ist, existiert nicht. Aber nur Mut! Probieren Sie es einfach aus und der Erfolg wird Ihnen recht geben. Ein großes Wasserrad braucht auch nur sehr wenig fließendes Wasser, um in Schwung zu bleiben. Wenn es allerdings einmal zum Stillstand kommt, ist die nötige Wassermenge zum »Anschubsen« größer als die Menge, die es braucht, um es in Bewegung zu halten. Ähnlich verhält es sich mit unserem Körper. Wenn Sie sich die Körperorgane als Wasserräder vorstellen, dann kann es aufgrund mangelnder Energiezufuhr oder Überbelastung zu einer Art Stillstand kommen. Ein wunderbares Mittel, um den Anfangsschwung zu gewinnen, bis wieder alles läuft, ist das Wissen um die Anwendung von Farben in Harmonie mit dem Mondstand im Tierkreis.

Werfen wir einen Blick auf die Hauptfarben, generell und in Hinblick auf die gesunde Ernährung. Der Gebrauch der Tabelle weiter unten erschließt sich dann von selbst.

Rot

Die Farbe Rot regt schöpferische, vitale, erdhafte Energien an und fördert Leidenschaft und spontanes, mutiges Handeln. Sie muntert auf, bringt Schwung und den Mut, neue Ideen umzusetzen. Rot in der Nahrung aktiviert die Leber und unterstützt die Produktion roter Blutkörperchen. Als Farbe der entgiftenden, ausscheidenden Kraft befreit sie von Verstopfungen und Verschleimungen und ist günstig bei Eisenmangel.

Orange

Orange, die Mischung von Rot und Gelb, wirkt sich harmonisierend auf den Körper aus. Besonders geeignet gegen Nervosität, Angst, Depressionen, gut für das Drüsensystem und die Lunge. Verdauungs- und Hautprobleme sowie schlechter Stuhlgang werden durch Orange günstig beeinflusst, besonders an den Jungfrau-Tagen. Orange wirkt appetitanregend und kann bei Magersucht helfen. Die wärmende Wirkung von Orange entkrampft und entspannt.

Negative Einflüsse von zu viel Orange in der Ernährung kommen nicht vor, außer wenn die Farbe ausschließlich verwendet wird. Einseitigkeit ist auch bei der Wahl von Farben von Nachteil, gleichgültig, um welche Farbe es sich handelt.

Gelb

Gelb ist die Farbe der geistigen Inspiration, macht munter, unterstützt die Drüsenfunktion, stärkt die Nerven, aktiviert die Schleimhäute, baut auf, unterstützt Denkprozesse. Sie regt die Verdauungssäfte an und hilft bei Verdauungsstörungen und Darmträgheit, wirkt nervenberuhigend und gegen geistige und nervöse Erschöpfungszustände – eine gute Farbe in Klassen- und Studierzimmern. Bei depressiver Stimmung kann es gute Dienste leisten, besonders in der Bekleidung. Gelb wirkt als Beruhigungsmittel für die Milz, aktiviert das Lymphsystem und hilft bei Leberschäden. Eine belastete oder geschädigte

Leber sollte regelmäßig mit Gelb behandelt werden, bis die innere Sicherheit und Entgiftungsbereitschaft zurückgewonnen ist.

Grün

Grün wirkt ausgleichend und neutralisierend, es ist die Farbe der Hoffnung, der Harmonie, der Heilung und des natürlichen Reifens. Grün beeinflusst die Hirnanhangdrüse (Hypophyse) und greift damit regulierend in den Stoffwechsel ein. Es sorgt für ein Gleichgewicht zwischen Leber und Milz und wirkt regenerierend auf Muskeln und Bindegewebe. Für die Augen nimmt man es als wohltuend und beruhigend wahr. Grün beeinflusst das vegetative Nervensystem und fördert das Wachstum. Zu viel Grün hat kaum negative Wirkungen. In seltenen Fällen wirkt es allzu dämpfend, fördert Unentschlossenheit. Manchmal reagiert man dann zu langsam, zu »geduldig«.

Blau

Blau wirkt beruhigend, ausgleichend, schmerzstillend, schlaffördernd, entzündungshemmend. Generell hat ein Übermaß an Blau, ähnlich wie bei Grün, kaum negative Wirkungen. Nur in Ausnahmefällen kann es zu stark ermüden und zu Langeweile, Lustlosigkeit und auch zu niedrigem Blutdruck führen. Zu viel Blau in der Nahrung allerdings ist nicht günstig, weil es zu stark dämpft. Daher auch die stärker ermüdende Wirkung von Rotwein, während Weißwein als Muntermacher bekannt ist.

Indigo/Violett

Die Farbe wirkt beruhigend, ist gut für die Meditation, regt die Milztätigkeit an, wirkt entspannend und schmerzstillend. Sie unterstützt den Lymphkreislauf und fördert die Wahrnehmungskraft. Violett in Lebensmitteln wirkt blutreinigend und bremst krankhafte Esslust. Auf künstlerisch tätige Menschen kann sie beruhigend wirken, weil sie das Nervensystem dämpft.

Die Wirkung der Farben von Nahrungsmitteln lässt sich besonders sinnvoll im Laufe der Wanderung des Mondes durch den Tierkreis einsetzen. Die folgende Tabelle fasst die Zusammenhänge zusammen und benennt auch die jeweilige »Kontrafarbe«, die wir im Folgenden erklären.

TIERKREIS-ZEICHEN	TAGES-FÄRBUNG	KONTRAFARBEN
WIDDER	ROT	GELB/BLAU
STIER	BLAU	ROT (GELB)
ZWILLINGE	GELB	ROT/BLAU
KREBS	GRÜN	VIOLETT oder ORANGE
LÖWE	ROT	GELB/BLAU
JUNGFRAU	BLAU	ROT (GELB)
WAAGE	GELB	ROT/BLAU
SKORPION	GRÜN	VIOLETT oder ORANGE
SCHÜTZE	ROT	GELB/BLAU
STEINBOCK	BLAU	ROT (GELB)
WASSERMANN	GELB	ROT/BLAU
FISCHE	GRÜN	VIOLETT oder ORANGE

Widder

Tagesfärbung Rot – Kontrafarben Gelb/Blau

Wenn der Mond in Widder steht, wirkt die Farbe Rot in Lebensmitteln besonders stark, gleichgültig, ob als Getränk (roter Johannisbeersaft u.a.) oder als Gemüse (Tomaten u.a.). Rot hat immer die oben beschriebene Wirkung, aber an Widder, Löwe und Schütze ist diese besonders stark. Andererseits wirken sich eine schlechte Durchblutung und ein belasteter Kreislauf besonders auf den Kopfbereich aus. Kopfschmerzen und Migräne kommen an Widder häufiger vor. Mit gezielter Anwendung von roten Lebensmitteln können Sie viel Gutes bewirken und Ihren Kreislauf in Schwung bringen. Wenn das Gegenteil der Fall ist und Blutdruck und Durchblutung eher zu hektisch sind, kommt die »Kontrafarbe« zum Zug. An Widder sind das die Farben Gelb oder Blau. Alle gelben und blauen Lebensmittel wirken sich dann günstig aus, dämpfen und beruhigen. Zusammengefasst: bei Blutfülle im Kopf – Gelb oder Blau. Diese Farben verengen die Gefäße. Bei Blutleere im Kopf – Rot. Rot erweitert die Gefäße.

Stier

Tagesfärbung Blau – Kontrafarbe Rot (Gelb)

Alle blauen Speisen entwickeln im Tierkreiszeichen Stier eine starke Kraft. Blau in Nahrungsmitteln wirkt immer stärkend, aber besonders an Stier, Jungfrau und Steinbock. Auf der Kontraseite herrscht an Stier eine ideale Zeit für alle, die weniger Rot essen sollten, beispielsweise Menschen mit zu hohem Blutdruck. An Stier wirkt Rot nicht so stark und deshalb nicht so schädigend. Es ist nämlich wichtig, alle Farben zu sich zu nehmen, aber eben nicht an allen Tagen in der gleichen Dosis. Wenn Sie bei einer Unterfunktion der Schilddrüse rote Lebensmittel und bei einer Überfunktion blaue oder grüne Lebensmittel verstärkt zu sich nehmen, dann hat das eine besonders günstige Wirkung an Stier-Tagen.

Zwillinge

Tagesfärbung Gelb – Kontrafarben Rot/Blau

Gelbe Lebensmittel haben bei Zwillinge, Waage und Wassermann ihre größte positive Wirkung. Darüber freuen sich besonders Leber und Galle, aber auch Magen und Milz. Zwillinge ist zwar nicht direkt mit Leber und Galle verbunden, aber unterstützt wegen des gelben Farbeinflusses diesen Bereich.

Rot und Blau als Kontrafarben zu Zwillinge-Gelb wirken genau an diesen Tagen nicht so stark. Besonders Rot wirkt an Zwillinge, Waage und Wassermann am wenigsten stark. Diese Beispiele machen deutlich, dass auch sehr nervöse und hektische Menschen ruhig zu Rot in Kleidung und Lebensmitteln greifen können, wenn sie auf den Zeitpunkt achten.

Zwillinge-Tage mit dem Einfluss Gelb sollten auch zur Nervenstärkung und Unterstützung der Drüsenfunktionen genützt werden.

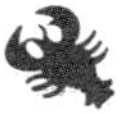

Krebs

Tagesfärbung Grün – Kontrafarben Violett oder Orange

Grün unterstützt besonders den Brustbereich. Die Zeit, wenn der Mond im Krebs steht, sollte deshalb genützt werden, um das vegetative Nervensystem mit der Farbe Grün zu stärken. Gerade bei Grün mangelt es ja nicht an Angeboten im Lebensmittelbereich. Aber auch Grün in der Kleidung und Spaziergänge im Grünen haben an Krebs eine besondere Kraft (auch an Skorpion und Fische). Schützen Sie also den Brustbereich und dann hinaus in die Natur!

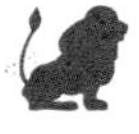

Löwe

Tagesfärbung Rot – Kontrafarben Gelb/Blau

Bei Neigung zu Herzbeschwerden und hohem Blutdruck sollten Sie besonders an Löwe alles Rote meiden, in der Ernährung wie in der Kleidung. Gut geeignet sind dagegen die Kontrafarben Gelb oder Blau, um für Ausgleich zu sorgen. So wären beispielsweise diese Farben auch gut geeignet als tonangebend in der Tischdecke. Auch Grün ist geeignet, es wirkt immer ausgleichend. Wer generell unter niedrigem Blutdruck leidet, wer sich oft müde, unlustig und träge fühlt, kann dagegen nicht nur bei Kleidung und Ernährung, sondern auch in der Wohnung die Farbe Rot gezielt einsetzen. Besonders wirksam bei Löwe.

Jungfrau

Tagesfärbung Blau – Kontrafarbe Rot (Gelb)

Alle Verdauungsorgane können Sie an Jungfrau optimal unterstützen. Wenn beispielsweise Magen, Darm usw. nicht so gut arbeiten, dann setzen Sie einen anregenden Impuls der Farbe Rot in Kleidung und Lebensmitteln. Übertreiben Ihre Verdauungsorgane dagegen, dann beruhigen Sie mit Blau, welches an den Jungfrau-Tagen eine hebende Wirkung hat. Bei Leber- und Gallenleiden, bei Magen- und Milzproblemen sollten Sie mit der Farbe Gelb arbeiten. Entweder in Form von Umschlägen mit gelben

Tüchern, mit gelben Nahrungsmitteln usw. Jungfrau bringt an den Tag, ob Sie sich richtig oder falsch ernähren.

Skorpion

Tagesfärbung Grün – Kontrafarben Violett oder Orange

In allen grünen Gemüsesorten ist viel Vitamin E (fettlöslich) enthalten. Die Geschlechtsorgane brauchen Vitamin E für ihre Gesundheit und man sollte an Skorpion nicht versäumen, sich viel Grünes zuzuführen. Auch in Weizenkeimen, Butter und Salaten ist Vitamin E zu finden. Die Farbe Grün fördert das Wachstum, zu wenig Grün oder Vitamin E kann zu Früh- und Fehlgeburten führen. Vitamin E unterstützt die Fortpflanzung, sein Mangel kann sogar Sterilität hervorrufen. Wie bei jedem Wasserzeichen (Krebs, Skorpion, Fische) ist alles erfolgreicher, was man für das Nervenkostüm tut. Essen Sie also an Skorpion so viele grüne Lebensmittel, wie Sie Lust haben, und übertreiben Sie ausnahmsweise, bevor Grün zu kurz kommt

Waage

Tagesfärbung Gelb – Kontrafarben Rot/Blau

Gelb in Kleidung und Lebensmitteln regt nicht nur die Inspiration an, sondern unterstützt auch Galle und Leber. Sie können damit ruhig schon bei Jungfrau beginnen. Der weitverbreitete Vitamin-C-Mangel lässt sich an Waagetagen besser ausgleichen als an allen anderen Tagen. Zitronen haben zwar viel Vitamin C, aber bis sie bei uns auf den Tisch kommen, sind fast alle Vitamine schon verschwunden. Omega-Typen vertragen sie ohnehin nicht gut. Am besten, Sie decken den Vitamin-C-Bedarf aus Wildkräutern, die teilweise zehnmal mehr Vitamin C enthalten als die gleiche Menge Grüngemüse. Vitamine und Mineralstoffe werden an Waage-Tagen besser aufgenommen als an vielen anderen Tagen, besonders wenn auch noch zunehmender Mond herrscht. Drüsen und Schleimhäute arbeiten eng zusammen und können mit Gelb gut unterstützt werden. Ebenso können die Abwehrkräfte gegen Infektionskrankheiten gestärkt werden.

Schütze

Tagesfärbung Rot – Kontrafarben Gelb/Blau

Die Schütze-Energie schärft die Sinnesorgane und unterstützt mit der Kraft der Farbe Rot die Durchblutung im ganzen Körper. Der besondere Einfluss auf die Venenregion sollte unbedingt genützt werden. Eine Massage wirkt da oft Wunder, allerdings nicht nur an Schütze-Tagen. Die Eiweiß- und Fruchtqualität an Schütze sollten Sie ebenso nutzen. Sämtliche roten Frucht- und Gemüsesorten besitzen an Fruchttagen (Widder, Löwe, Schütze) mehr Kraft als an anderen Tagen. Rot im Übermaß ist für hektische und ungeduldige Menschen auch an Schütze weniger sinnvoll. Besser mit der Kontrafarbe Blau oder Gelb beruhigen, bevor Sie an solchen Tagen am liebsten alles hinschmeißen möchten.

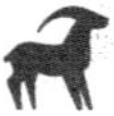

Steinbock

Tagesfärbung Blau – Kontrafarbe Rot (Gelb)

Die Steinbock-Tage mit der blauen Farbenergie sind die besten Tage, um für eine schöne Haut von innen zu arbeiten – am besten mit blauen Lebensmitteln, etwa gebratenen Auberginen. Generell wirkt Blau in Kleidung und Lebensmitteln entzündungshemmend und fiebersenkend.

Wassermann

Tagesfärbung Gelb – Kontrafarben Rot/Blau

Die Tagesfärbung Gelb an Wassermann-Tagen lässt vieles beschwingter, aktiver und leichter erscheinen. Die Farbe hemmt aber manchmal die Durchblutung, was sich in belasteten Unterschenkeln und Krampfadern äußern kann. Die Kontrafarbe Rot würde hier vorbeugend und lindernd wirken, weil sie die Gefäße erweitert. Gelbe Lebensmittel wirken an Wassermann-Tagen unterstützend für den Körper.

Fische

Tagesfärbung Grün – Kontrafarben Violett oder Orange

Grün ist zwar die Farbe des Tierkreiszeichens Fische, doch in den Füßen kommen so viele Einflüsse und Energielinien zusammen, dass Grün gar keine so große Rolle mehr spielt. Die Fische-Tage berühren nur eine kleine Körperzone, doch diese hat es im wahrsten Sinne des Wortes in sich. Vielleicht liegt es daran, dass die Füße Endpunkte aller Körpermeridiane enthalten, dass praktisch jede Körperzone, jedes Organ über die Reizung bestimmter Punkte an den Füßen vorbeugend, lindernd und heilend angeregt werden kann. Trotzdem: Grün ist an Fische der Favorit.

*

Als Zusammenfassung schließlich hier die wichtigsten Farbwirkungen und Farben unserer Lebensmittel in Form einer kleinen Tabelle:

Farbwirkungen verschiedener Lebensmittel

ROT	*durchblutungsfördernd, blutbildend, energieliefernd, ermutigend*	Tomaten, rote und schwarze Johannisbeeren, Himbeeren, Erdbeeren, rote und schwarze Kirschen, Rote Bete, rote Paprikaschoten, Preiselbeeren, Radieschen, rote Apfelsorten
BLAU/ VIOLETT	*entzündungshemmend, schmerzstillend, beruhigend, schlaffördernd, ausgleichend*	Heidelbeeren, Blaubeeren, Holunderbeeren, schwarze Johannisbeeren, schwarze Kirschen, blaue Weintrauben, Zwetschken, Pflaumen, Blaukraut, Auberginen
GELB/ ORANGE	*nervenstärkend, inspirierend, schleimhautaktivierend*	gelbe Paprikaschoten, Reineclauden, Aprikosen (Marillen), Karotten, Äpfel, Birnen, Mais, Kohlrabi, Bananen, gelbe Erbsen, Zwiebeln, Sellerie, Knoblauch, weiße Weintrauben, Zitronen, Orangen, Mandarinen, Grapefruit, Ananas, Pfifferlinge
GRÜN	*beruhigend, ausgleichend, wachstumsfördernd*	grüner Salat, Spinat, Brennnessel, Bohnen, grüne Erbsen, Lauch, Artischocken, Zucchini, Kräuter wie Liebstöckel, Salbei, Dill, Bärlauch, Schnittlauch, Petersilie u. v. a.

DIE FARBEN-KRAFTSUPPE

Zum Schluss des Kapitels »Essen nach Farben« möchten wir Ihnen ein besonderes Rezept vorstellen – die »Farben-Kraftsuppe«. Sie müssen keinen Hühnern den Hals umdrehen, um eine heilende, kräftigende Suppe zu kochen. Das geht sehr viel wirksamer und obendrein tier- und umweltfreundlicher mit der folgenden Köstlichkeit.

Was Sie brauchen:

- *einen großen Kochtopf mit gut schließendem Deckel*
- *einen Holzlöffel zum Umrühren (kein Metall, kein Kunststoff)*
- *frisches Gemüse und Gemüsereste in fünf Farben: Schwarz/Blau, Grün, Rot, Gelb und Weiß – und Gewürze. Als Gemüsereste kommen u. a. in Frage: Zwiebelschalen, Reste von Lauch, Sellerie, Karotten. Alles, was normalerweise im Kompost landet, weil es nicht ideal aussieht. Während der Woche solche Reste sammeln und bei der Kraftsuppe einsetzen. Die Auswahl ist Ihrer Fantasie und Ihren Vorlieben überlassen, aber Knollensellerie, Zwiebeln und Salz (weiß) möchten wir fast als notwendig bezeichnen.*

Und so geht's:

- *Bilden Sie zuerst aus den verschiedenen Gemüsen, Kräutern und Gewürzen fünf Häufchen – getrennt nach den Farben.*
- *Putzen Sie nun das Gemüse, aber bitte immer die Schale dranlassen (besonders bei den Zwiebeln!).*
- *Als Nächstes schneiden Sie die einzelnen Farbhäufchen so zurecht, dass pro Farbe immer ein paar Stücke verfügbar sind.*
- *Füllen Sie den Topf zu etwa zwei Dritteln mit kaltem Wasser und stellen Sie ihn auf die Herdplatte. Rühren Sie nun das Wasser mit dem Holzlöffel siebenmal im Uhrzeigersinn um. Dreimal genügt auch, wenn mal wenig Zeit ist.*

Johanna Paungger-Poppe erzählt: *»Ich erinnere mich aus meiner Kindheit, dass der Kochlöffel immer mindestens siebenmal im Uhrzeigersinn wandern musste. Wir beteten in Gedanken dazu ein Vaterunser, was etwa 28 bis 30 Sekunden dauert. Sie müssen es selbstverständlich nicht so machen, es wird auch so eine heilkräftige Suppe daraus. Ich persönlich halte mich aber auch heute noch daran.«*

- *Füllen Sie nun den Topf der Reihe nach mit Gemüse, Kräutern und Gewürzen und halten Sie dabei die Reihenfolge der Farben ein. Die Reihenfolge lautet:* Blau/Schwarz – Grün – Rot – Gelb – Weiß *und wieder* Blau/Schwarz – Grün – Rot – Gelb – Weiß *usw.*
- *Gemüse, Kräuter und Gewürzhäufchen eventuell auf* Schüsselchen *verteilen und gleich in der richtigen* Farbreihenfolge *aufstellen.*
- Die Farbe Gelb *können Sie überall in der Farbreihenfolge einbauen, aber unserer Erfahrung nach ist* sie ideal nach Rot. *Fehlt einmal eine Farbe, weil Sie nichts auf* Vorrat *haben und die* Läden *schon* geschlossen *sind, dann visualisieren* Sie *sich die* Farbe *in den Topf hinein.*
- Geben Sie *zuerst nur ein wenig vom ersten* Farbhäufchen Ihrer Wahl *in den* Topf *– von der* Farbe, *die* Sie *nach* Gefühl *am notwendigsten brauchen.* Mit *welcher* Farbe Sie *beginnen, ist immer* Ihnen *überlassen, aber die* Reihenfolge *der* Farben *sollte immer gleich bleiben.* Wenn Sie *also etwa mit* Weiß *beginnen, dann geht es immer mit* Schwarz/Blau *weiter.*
- Rühren Sie *nach der ersten* Farbe *wieder mit dem* Holzlöffel *um, mindestens dreimal, idealerweise*

siebenmal im Uhrzeigersinn. Fügen Sie nun einen Teil der nächsten Farbe hinzu und rühren Sie wieder siebenmal um. Die nächste Farbe – wieder umrühren. Fahren Sie so fort, in aller Ruhe, bis Sie einige Male den Farbenkreis durchlaufen haben und vom Gemüse kein Krümelchen mehr übrig ist.

› *Je öfter Sie den Kreis durchgehen, desto heilkräftiger wird die Suppe. Es wäre eine gute Idee, auch mit jener Farbe abzuschließen, die Sie (oder der Empfänger) gerade brauchen. Meist köchelt die Suppe schon, wenn Sie bei der letzten Farbe angelangt und alle Gemüse und Kräuter im Topf sind.*

› *Lassen Sie die Suppe ab jetzt völlig zugedeckt mindestens drei Stunden lang schwach vor sich hin köcheln. Es geht auch einmal kürzer, aber sie wird mit jeder Stunde, die vergeht, heilkräftiger. Bei schweren Krankheiten lassen Sie die Suppe sieben Stunden lang auf dem Herd köcheln. Danach etwas abkühlen lassen und am besten gleich heiß einen Teil davon trinken. Über das abgeseihte Gemüse freut sich der Kompost. Diese Suppe steht Ihnen dann eine ganze Woche zur Verfügung. Im Kühlschrank aufbewahren!*

Sonstige Tipps zur Farben-Kraftsuppe:

› *Welche Zutaten bevorzugen wir selbst? In erster Linie verwenden wir alle Gemüsereste, die im Laufe der Woche anfallen, besonders alle Zwiebelschalen, Reste vom Lauchschneiden etc. Das schwarze Häufchen fällt bei uns immer am kleinsten aus, weil wir meist nur schwarze Pfefferkörner verwenden. Die weißen und grünen Häufchen sind fast immer am größten, diese Unterschiede sind aber nicht wichtig.*

› *Schwarz/Blau: zum Beispiel schwarze Pfefferkörner. Wenn Schwarz an der Reihe ist, verwenden wir meistens ein Pfefferkorn pro Durchgang.*

› *Grün: Alle grünen Gemüsesorten und grünen Kräuter, z. B. Lauchreste, Lorbeerblatt, Selleriestangen, Zwiebelgrün, Petersilie usw. (einfach immer ein wenig vom Bund abzupfen oder von getrockneten Kräutern jedes Mal eine Messerspitze). Liebstöckel (auch Maggikraut genannt) sollten Sie erst zum Schluss zugeben, weil es für manche sonst zu bitter wird. Es sollte aber in der Farbensuppe nicht fehlen.*

› *Rot: Wir verwenden meist rote chinesische Datteln aus dem Asia-Laden. Auch rote Pfefferkörner, dann wird die Suppe um einen winzigen Hauch schärfer. Rote Zwiebeln, Karotten usw. können auch mal für*

Rot herhalten, wenn keine rote Paprikaschote zur Hand ist.

- *Weiß: Knollensellerie, Zwiebeln, auch Lauch, was immer Sie gerade zu Hause haben und Ihnen schmeckt. Wenn Weiß an der Reihe ist, ist auch das Salz dran, auch wenn Sie das leicht rötliche Hunza-Salz verwenden.*
- *Gelb: Karotten, gelbe Rüben, gelbe Paprikaschoten. Noch ein Tipp: Eine Zwiebel halbieren und die Schnittflächen anbraten. Anschließend in die Suppe geben.*

Das sind nur einige Beispiele. Ihrer Fantasie sind keine Grenzen gesetzt. Zusätzliche Gewürze brauchen Sie außer Salz und Pfefferkörnern eigentlich nicht, aber die Suppe soll Ihnen schmecken.

Wie oft von der Suppe essen? Trinken Sie jeden Tag von der Suppe. Erwärmen oder erhitzen Sie einfach nur so viel, wie Sie gerade brauchen. Wenn Sie diese Suppe gekocht haben, brauchen Sie keine Brühwürfel mehr. Sie dient als idealer Fond für alle möglichen feinen Gerichte. Wohl bekomm's! Und nicht vergessen: Geben Sie das Rezept weiter, wenn es Ihnen gutgetan hat!

Wir wünschen Ihnen nun viel Freude und Inspiration, die bisherigen Informationen in die Praxis umzusetzen. Es wäre natürlich wunderbar, wenn Sie in Ihrem Umkreis, Ihrer Familie Mitstreiter für die gute Sache finden und alle an einem Strang ziehen. Wenn nicht, dann vertrauen Sie einfach Ihrem Einfallsreichtum. Voraussetzung dafür ist einzig und allein Ihr Entschluss.

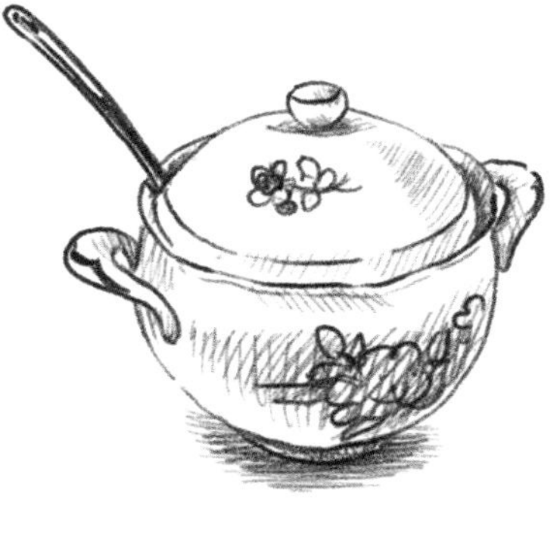

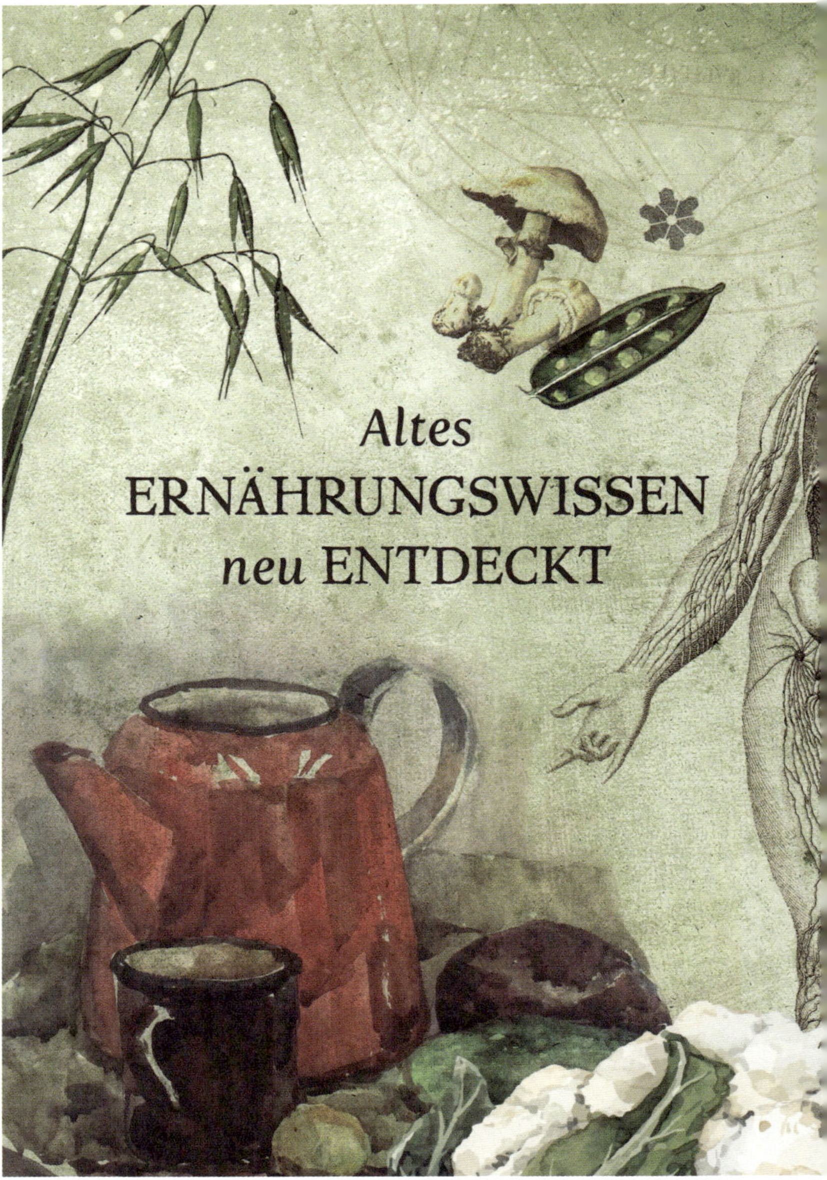
Altes
ERNÄHRUNGSWISSEN
neu ENTDECKT

ESSEN, *was die* NATUR *uns schenkt – ein Plädoyer*

Pflanzen, die in einer bestimmten Region dieser Erde gedeihen, besitzen sämtliche schützenden und nährenden Eigenschaften, die die Menschen genau dieser Region brauchen – vorausgesetzt, sie wachsen weitgehend unbehelligt von chemischen Düngemitteln und Spritzgiften heran.

Langsam, aber sicher wächst das Bewusstsein, dass Lebensmittel aus der Umgebung, in der man lebt, gesünder und bekömmlicher sind als aus der Ferne stammende. Die Argumente werden immer überzeugender, wobei aktiver Umweltschutz der am häufigsten genannte Grund für das Kaufverhalten ist. Nach der Corona-Epidemie sind zudem noch einige Argumente hinzugekommen, weil es hierbei ja auch um Versorgungssicherheit und Unabhängigkeit von Auslandslieferungen geht.

Das, was uns die Heimat schenkt, zu bevorzugen, hat aber noch einen ganz besonderen Sinn: Stellen Sie sich vor Ihrem geistigen Auge einmal folgendes Szenario vor: Eine größere Familie bewohnt ein Einfamilienhaus, etwas weiter draußen vor der Stadt. Sie hat sich entschieden, aus welchen Gründen auch immer, in ihrem Garten eine kleine Fläche von etwa drei mal drei Metern in Ruhe zu lassen – eine kleine, schöne Wildnis entstand im Laufe der Zeit, ein Mikro-Dschungel voller wilder Blumen, Gräser, Kraut und Unkraut ...

Und jetzt stellen Sie sich vor, diese Familie zieht aus und eine neue Familie zieht ein. Die neuen Bewohner finden die Idee mit dem Mini-Dschungel irgendwie schön und lassen ihn, wie er ist. Sie mähen nur einmal im Jahr, sie pflanzen nichts an, sie »pflegen« ihre Pflanzen nicht. Statt Gartenkultur ein kleines Kräuter- und Blumendurcheinander.

Was geschieht nun nach dem Einzug der neuen Familie? Etwas Wunderbares: Die Zusammensetzung der Pflanzenfamilie ändert sich ganz von selbst! Es siedeln sich genau jene Kräuter an, die die neue Familie für ihr Gesundbleiben und -werden braucht: Löwenzahn, Brennnessel, Schöllkraut, Gänseblümchen usw. Manchmal auch Taubnessel, Kleinblütiges Weidenröschen und andere eher seltene Kräuter – ein Pflanzenmix, so spezifisch auf die neue Familie zugeschnitten wie die vorherige Kombination von Pflanzen auf die Vorbesitzer.

Bevor Sie jetzt weiterlesen: Denken Sie einmal in Ruhe über diese Tatsache nach. Was ist hier passiert? Welche Sprache spricht die Natur? Die Frage nach dem Sinn des Lebens kennt mehrere gültige und wahre Antworten. Eine davon lässt sich fühlen, wenn wir über Zusammenhänge wie diese nachdenken und meditieren.

Draußen vor Ihrer Tür wachsen Kräuter – besondere Pflanzen, von niemandem beachtet. Sie arbeiten sich durch Asphalt, sie wuchern am Nachbarzaun, sie wachsen auch dort noch, wo kein Gras mehr wächst. Und ganz gewiss wachsen einige dieser kleinen grünen Kraftzwerge nur für Sie und sonst niemanden. Unsere klare Empfehlung deshalb: Wann immer Sie können, wo immer Sie können – verwenden Sie beim Kochen auch frische oder getrocknete Kräuter aus der Umgebung. Nur am Anfang scheint ihre Verwendung etwas umständlich. Schon nach kurzer Zeit macht es Freude, einige Stängel hier, einige Körner oder Blätter da abzuzupfen oder aus Tüten und Gläsern zu entnehmen und sie auszusäen. Zu jeder Zeit haben Sie die kleinen Kraftwerke der Natur zur Verfügung und daraus lassen sich herrliche Gerichte zaubern, die Wohlgeschmack mit

Gesundheit verbinden. Damit unsere Nahrung wieder zu unserer Medizin wird, wie es sich alle großen Heilkundigen der Geschichte gewünscht haben.

Es gibt keine Wohnung, in der nicht mindestens zwei verschiedene Kräuter frisch gezogen werden können. Notfalls müssen Sie die Kräuterkästchen oder Töpfe öfter ersetzen. Doch es lohnt sich. Besonders im Frühling bieten viele Gärtnereien Schnittlauch, Basilikum, Petersilie, Majoran usw. an. Die glänzend grünen Kräutertöpfe aus Supermärkten bitte aber nur in Bio-Qualität, also Vorsicht! Denn Nicht-Bio-Kräuter sind stark belastet, zum Teil sogar gentechnisch verändert, sowohl frisch als auch getrocknet!

Die Zukunft unserer Welt steht und fällt mit einem einzigen Faktor: mit Ihrer persönlichen, individuellen, unbeeinflussten Einsicht und mit der Kraft Ihres freien Willens, nach dieser Einsicht zu leben. Unermüdlich werden wir jetzt und in Zukunft dafür arbeiten, dass euch diese große persönliche Kraft und Einflussmöglichkeit auf unser aller Zukunft bewusst wird.

Selbstverständlich braucht niemand auf Bananen oder andere exotische Frucht- und Gemüsesorten verzichten. Doch das Stichwort lautet: »mit Maß und Ziel«. Bevorzugen Sie einfach Einheimisches, Ihrer Gesundheit zuliebe. Zumindest die frischen Kräuter, die Sie verwenden, sollten immer aus der Umgebung stammen, am besten aus dem eigenen Kräuterbeet (das sich mit großem Gewinn auch in der Stadtwohnung auf dem Balkon oder Fensterbrett ziehen lässt).

Zu allen Zeiten gibt es genügend Menschen mit Herz und kräftiger Hand, denen das Glück und die Befriedigung, Qualität und Gesundheit in Eintracht mit der Natur zu produzieren, wichtiger ist als die Größe ihrer Felder und die Zahl der Programme im Fernsehen. Wir sollten sie fördern, uns allen zuliebe.

Harmonische REIHENFOLGE, *harmonisches* MITEINANDER

Wie man ein Essen komponiert, was also zuerst, danach und zuletzt auf den Tisch kommt, und welche Nahrungsmittel zugleich – das hat unmittelbaren Einfluss auf die Verdaulichkeit und den Gesundheitswert des Essens.

In der Hitparade der 10.000 Ernährungsratschläge, die durch die Medien und die Wissenschaft geistern, steht die Empfehlung »Ernähre dich ausgewogen« auf einem der vordersten Plätze. Fast immer erkennt man bei genauerem Lesen, dass der jeweilige Autor sich darunter vorstellt, der Teller möge alles zugleich enthalten, was der Mensch braucht: Eiweiß, Fett, Kohlenhydrate, Vitamine, Mineralien, Ballaststoffe etc.

Nehmen wir einmal an, es gelänge Ihnen, all diese guten Dinge tatsächlich in Ihr Mittagessen und das Ihrer Familie zu zaubern, und zwar nach Ihrem Ernährungstyp, in bester Bio-Qualität und auch noch aus der Region. Was geschieht dann in Ihrem Körper? Und jetzt stellen Sie sich vor, das Radio würde Ihre drei Lieblingslieder spielen – alle drei genau gleichzeitig! Was geschieht in Ihren Ohren, in Ihrem Kopf? Wie sehr würde Sie diese Musik erfreuen und erheben, Ihnen Inspiration schenken?

Wir essen Pizza, Hamburger, Gulasch mit Nudeln und noch viele andere »Standards«, die oft am Anfang aller Stoffwechselbelastung stehen. Genau genommen handelt es sich dabei um Suchtmittel pur, die nur momentan befriedigen und kurze Zeit später zu Heißhungerattacken führen und/oder dem Gefühl, »ohne Kaffee sterbe ich«. Solche Speisen geben uns subjektiv ein Gefühl von »ich habe alles«. Ihr Körper dagegen, der arme Kerl, weiß nicht, wohin damit. Deshalb ist dieses Kapitel den Regeln des harmonischen Miteinanders und Nacheinanders gewidmet.

»Gleich und gleich gesellt sich gern« – Vom Miteinander der Speisen

Wenn Sie ein Puzzle zusammensetzen, zwicken Sie dann hier und da Ecken und Kanten ab, damit Sie schneller fertig werden? Natürlich nicht, oder? Auch das »Bild«, das die einzelnen Puzzleteile, die Lebensmittel, auf Ihrem Teller abgeben, wird oft erst dann ansehnlich und bekömmlich, wenn die Teile harmonisch zusammenpassen.

Jeder Bauer und Gärtner weiß es: Pflanzen schützen sich gegenseitig vor Schädlingen, wenn man sie nur lässt und auf solche Gemeinschaften achtet. Die richtige Pflanzengemeinschaft in Garten und Landwirtschaft trägt viel dazu bei, der Rückkehr zum naturgemäßen Anbau den Weg zu ebnen. »Mischkultur« nennt man heute, was früher selbstverständlich war. Sie ist von unschätzbarem Wert für uns. Was das nun für die Ernährung bedeutet, wie sie für uns Menschen gedacht ist?

> ***Die Regel ist sehr einfach:*** In der Natur harmonierende Nahrungspflanzen gehen auch auf unseren Tellern eine harmonische Kombination ein.

Sie haben sicherlich schon erlebt, dass bestimmte Gemüsesorten auf einem Teller versammelt nicht für jeden verträglich sind. Gemüse, die auch im Garten keine harmonische Pflanzengemeinschaft eingehen, gehören nicht nebeneinander auf den Teller – ganz abgesehen von den Unterschieden in der Verträglichkeit je nach Ernährungstyp. Als Faustregel gilt, dass unter- und oberirdisch wachsende Feldfrüchte auch auf dem Teller ein gutes, ausgewogenes Verhältnis eingehen sollten. Also Kartoffeln mit Spinat oder Karotten mit Kopfsalat. Jedes Ungleichgewicht in dieser Beziehung (etwa nur Kartoffeln und Zwiebeln oder nur Tomaten und Bohnen) hat Folgen, die sich auf den ganzen Menschen auswirken, auf Körper und Grundstimmung. Achten Sie deshalb darauf, dass Sie unterirdisch wachsende Gemüse, Wurzeln, Kartoffeln etc. möglichst mit Kräutern begleiten. Außerdem isst das Auge immer mit!

Kurzer Tipp noch: Rhabarber, Zucchini, Weißkraut, Blaukraut, Kohlsprossen (Rosenkohl) und Rote Rüben sind »Einzelgänger« und sollten nur mit Vorsicht kombiniert werden, sowohl in Feld und Garten als auch auf Ihrem Teller. Was gut zusammenpasst und was weniger gut, das verrät Ihnen die folgende Tabelle:

PFLANZENGEMEINSCHAFTEN

BESONDERS GÜNSTIGE

Karotten neben ***Zwiebeln*** · ***Tomaten*** neben ***Zwiebeln*** · ***Tomaten*** neben ***Petersilie*** · ***Salat*** neben ***Radieschen*** · ***Erbsen*** neben ***Sellerie*** · ***Kartoffeln*** neben ***Kohlarten***

GÜNSTIGE

Erdbeeren mit Karotten, Lauch, Kohlarten, Rettich, Radieschen, Kopfsalat, Spinat, Zwiebeln

Gurken mit Zwiebeln, Stangenbohnen, Sellerie, Roten Rüben, Petersilie, Kopfsalat, Kohlrabi, Kohlarten, Buschbohnen

Kartoffeln mit Spinat, Buschbohnen, Kohlrabi, Dill

Petersilie mit Tomaten, Zwiebeln, Radieschen, Gurken

Sellerie mit Buschbohnen, Spinat, Zwiebeln, Stangenbohnen, Tomaten, Lauch, Kohlrabi, Kohlarten, Gurken

Spinat mit Tomaten, Stangenbohnen, Erdbeeren, Kohlrabi, Karotten, Kartoffeln, Kohlarten

Tomaten mit Sellerie, Spinat, Zwiebeln, Petersilie, Kohlarten, Kohlrabi, Kopfsalat, Lauch, Buschbohnen, Karotten

Kopfsalat mit Zwiebeln, Tomaten, Stangenbohnen, Buschbohnen, Radieschen, Rettich, Dill, Erbsen, Gurken, Erdbeeren, Karotten, Kohlarten, Lauch

Zwiebeln mit Tomaten, Erdbeeren, Gurken, Petersilie, Kopfsalat, Kohlrabi

Rhabarber bzw. Zucchini sollten alleine stehen

BESONDERS UNGÜNSTIGE

Bohnen neben ***Zwiebeln*** · ***Kohl*** neben ***Zwiebeln*** · ***Kartoffeln*** neben ***Zwiebeln*** · ***Blaukraut*** neben ***Tomaten*** · ***Petersilie*** neben ***Kopfsalat*** · ***Rote Rüben*** neben ***Tomaten*** · ***Tomaten*** neben ***Erbsen*** · ***Erbsen*** neben ***Bohnen***

Das Zwiebel-Knoblauch-Rätsel

In der Hitparade von Fragen an uns nimmt die folgende einen der vorderen Plätze ein: »Ich koche viel und gerne und Zwiebeln und Knoblauch gemeinsam kommen bei mir oft vor. Nicht nur das: In den meisten Kochbüchern sind diese Zutaten in vielen Rezepten vorgeschrieben. Die Ernährung nach den Ernährungstypen und die Empfehlungen in Bezug auf günstige Pflanzennachbarschaften im Garten sagen aber, dass man diese Kombination meiden sollte. Wie ist Ihre Meinung dazu?«

Der Knoblauch ist in erster Linie dem Omega-Typ und die Zwiebel dem Alpha-Typ zugeordnet. Das trifft aber nicht bei jedem Menschen zu. Es gibt einfach manche, die gerade diese Kombination lieben und auch keine Probleme damit haben. Andere mögen weder Zwiebeln noch Knoblauch und vertragen sie auch nicht gut. Die Lösung liegt in der Selbsterfahrung. Beobachten Sie einfach, wie Sie auf diese Lebensmittel beziehungsweise deren Kombination reagieren und vertrauen Sie dann Ihrer Erfahrung.

Wichtig wäre in diesem Zusammenhang der richtige Umgang mit Kindern. Wenn Sie zum

Beispiel ein Omega-Kind haben und es mag partout keine Zwiebeln, dann respektieren Sie das und kochen Sie mit Zwiebeln auch nicht »durch die Hintertür«, indem Sie sie püriert unterjubeln. Das Gleiche gilt für Alpha-Typen: Knoblauch wirkt blutdrucksenkend und macht manche sehr müde.

Wie gesagt, es ist eine Frage der individuellen Verträglichkeit. Wenn ein Alpha-Typ Knoblauch isst, verträgt er ihn entweder gut oder er reagiert mit Müdigkeit, weil der Blutdruck sinkt, oder er fühlt sich auf andere Weise nicht wohl damit. Dann einfach weglassen! Und wenn ein Omega-Typ Zwiebeln nicht mag oder verträgt, dann einfach durch Lauch in etwa gleicher Menge ersetzen. Und schon ist dieses kleine Problem gelöst.

> ***Zusammenfassung:*** Zwiebeln und Knoblauch, vereint in einem Rezept, das ist nicht grundsätzlich »verboten«, aber wer das nicht gut verträgt, sollte beides nicht kombinieren.

»Geh du voran!« – Vom Nacheinander der Speisen

Würden Sie zuerst das Bild aufhängen und dann den Nagel einschlagen? Natürlich nicht. Es gibt für alles nicht nur den richtigen Zeitpunkt, sondern auch die richtige Reihenfolge. So sollte es auch bei den guten Dingen sein, die bei Ihnen auf den Tisch kommen, wenn Sie sich selbst und Ihren Lieben mehrere Gänge anbieten wollen. Magen und Körper werden es Ihnen danken und Ihre Gäste ebenfalls. Und so geht's:

> ***Rohes*** sollte immer vor ***Gekochtem*** kommen. Das Leichtverdauliche vor dem Schwerverdaulichen, »der Schnellzug vor dem Güterzug«. Eine denkbare Reihenfolge sieht so aus:
>
> › Obst oder Nüsse vor Salat und Rohgemüse.
> › Danach Brot, wenn das zum Menü gehört.
> › Erst jetzt die schwerer verdaulichen Speisen.
> › Süßspeisen, Kaffee usw. gehören ans Ende.

Wenn Sie eine andere Reihenfolge gewohnt waren oder Rohes und Gekochtes gleichzeitig gegessen haben (wie etwa den Salat immer zum Hauptgericht oder immer Brot zur Suppe), probieren Sie einmal einige Wochen lang diese Reihenfolge aus. Das Ergebnis wird für sich selbst sprechen.

Wenn wir rohes Gemüse, Salate oder Obst nach dem Essen zu uns nehmen, kommt es zu Gärprozessen, bevor die guten Dinge den Darm erreichen. Bauchschmerzen und Blähungen sind oft die Folge, besonders bei Kindern. Wer grundsätzlich nicht gut schlafen kann, sollte nach 19 Uhr nichts mehr essen. Das wirkt sich sehr positiv auf den Schlaf aus. Das war schon das Wichtigste zum Thema »richtiges Nacheinander«.

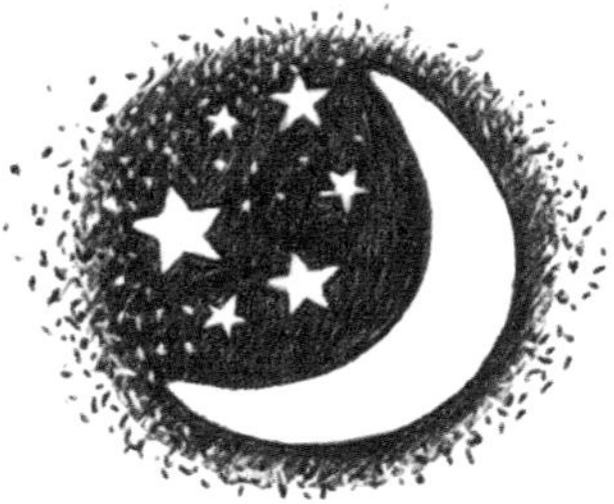

BIO-LEBENSMITTEL: *Fundament einer* GESUNDEN ERNÄHRUNG

Lebensmittel aus biologischer Landwirtschaft sind unverzichtbare Bausteine der Ernährung, wie sie für uns Menschen gedacht ist. Bio-Landwirte sind die eigentlichen Ärzte – Heiler des Körpers und der Natur.

Die langsame Umstellung zu einer Ernährungsweise, wie wir sie Ihnen auf den vorherigen Seiten nähergebracht haben, schärft die Sinne, macht aufmerksam für bisher verborgene Unterschiede in Geschmack, Nährwert und Wirkung. Zum Beispiel erfahren Sie ganz intensiv den Unterschied zwischen einem Bio-Apfel aus regionalem Anbau und einer giftgrün lackierten Industrie-Saftkugel, die sich nur zur Tarnung »Apfel« nennt, aus fernen Landen, verseucht mit Pestiziden und mit Kunstdünger zur geschmacks- und nährwertfreien »Schönheit« gezüchtet. Gemüse und Früchte aus biologischem Anbau dagegen sind eine Garantie für die Rückkehr zur umweltfreundlichen Landwirtschaft und eine Garantie dafür, dass gesunde Ernährung kein unerreichbares Ziel ist. Dieses Buch wäre nicht vollständig, wenn wir darüber nicht ein paar Worte verlieren würden.

Das Anbauen von Feldfrüchten oder von Tee- und Heilkräutern etc. nach natürlichen, biologischen Grundsätzen sorgt dafür, dass besondere, für uns Menschen wertvolle und notwendige Energien erhalten bleiben, die beim industriellen Anbau fast vollständig verloren gehen. Diese Energien werden sogar durch die Einstellung des Landwirts beeinflusst, mit der er seinem Beruf nachgeht. Die Liebe zur Arbeit überträgt sich. Sie überträgt »lebendige Information«. Hier verbirgt sich der Grund, warum die Mikrowelle das letzte bisschen Leben aus Nahrungsmitteln wegbrennt, warum Holzlöffel zum Umrühren einer Suppe viel besser sind als Metalllöffel oder warum ein liebevoll zubereitetes Pausenbrot nahrhafter ist als das Vier-Sterne-Mahl eines Gastgebers, der insgeheim dein Wohlwollen in irgendeiner Sache erkaufen möchte.

Besonders Mütter und Väter von Babys und kleinen Kindern sind in der einzigartigen Lage, lebendige Information und ihr Gegenstück, zerstörerische Information, genau kennenlernen und studieren zu können. Jede Mutter kann berichten, dass in Eile und Hektik gemachte Fläschchen eine andere Wirkung auf das Baby haben als dasselbe Fläschchen, das in Ruhe und Gelassenheit zubereitet wurde.

Ein Beispiel, das wir gerne erzählen: In den 1970er-Jahren ernährte man Kaninchen mit fettreichem Futter, um die Entstehung von Herzerkrankungen zu studieren. Alle Versuchstiere entwickelten sich einheitlich – mit einer Ausnahme: Bei einer bestimmten Gruppe von Kaninchen zeigten sich seltsamerweise 60 Prozent weniger Krankheitssymptome! Und absolut nichts gab anfänglich Aufschluss darüber, warum gerade diese Tiere das »Herzinfarkt«-Futter besser verarbeiteten als die fett gewordenen Artgenossen. Nur durch Zufall entdeckte man schließlich nach einiger Zeit, dass der mit dem Füttern beauftragte Student »seine« Tiere gerne ab und zu einige Minuten lang auf den Arm nahm und sie liebevoll streichelte. Was für einen Nährstoff enthielt das Kaninchenfutter des Studenten? Ist es ein wissenschaftlich nachweisbarer Nährstoff?

Lebendige Information ist immer förderlich, aufbauend und kräftigend. Sie trägt stets dazu bei, dass Dinge ins Lot kommen, ins Gleichgewicht, und dass freier Wille und Liebe wachsen können – ein Wandel von Erstarrung zu Bewegung, von Kälte zu Wärme, von Sklaverei zu Freiheit. Zerstörerische Information trägt immer dazu bei, dass ihr Empfänger geschwächt wird. Ihre Hauptzielrichtung ist das Verhindern von Lernen, das Verschleiern von Wahrheit. Sie hat fast immer die Eigenschaft, süchtig zu machen, wenn man sich ihr länger aussetzt – wie etwa bei bestimmten Formen von Musik oder bei bestimmten Nahrungsmitteln (Thomas Poppe hat ein Buch über diese Zusammenhänge geschrieben: *Espresso mit dem Teufel*).

Heutige industriell hergestellte Nahrungsmittel sind oft zerstörerisch informiert. Ihre kurz- und langfristige Wirkung ist Schwächung, Betäubung und Abhängigkeit. Konservierungsmittel entreißen Nahrungsmitteln dem natürlichen Kreislauf von Wachstum, Frische, Verfall, Verrottung, Neubeginn. Wir nehmen diese zerstörerische Information auf und geben sie an unseren Körper weiter. Bei ihm kommt die Information an wie eine Form der Chemotherapie: »Halt! Hör auf zu wachsen und zu reifen.«

Aber das Gegenmittel ist einfach zu beschreiben. Sie allein bestimmen, ob es gute, hochwertige Nahrungsmittel gibt. Denn nur was gekauft wird, kommt auf den Markt oder bleibt auf dem Markt. Wenn Sie sich für Qualität entscheiden und sie auch verlangen, obwohl sie noch nicht in den Regalen steht, wird sie früher oder später die Regale füllen. Sie vertrauen dieser großen persönlichen Kraft nicht? Das einzige Gegenmittel ist Selbst-Ausprobieren und Selbst-in-die-Hand-Nehmen. Wenn Kostenwahrheit herrschen würde, gäbe es ausschließlich Bio-Produkte auf dem Markt. Es gibt so unglaublich viele Beweise, welchen Segen sie für die Gesundheit und unsere Umwelt bedeuten. Vielleicht sollten wir es kurz machen und unseren Lesern einfach nur ans Herz legen: Je bio, desto besser.

Sie sind noch nicht umgestiegen, vielleicht, weil biologische Produkte zu teuer sind? Von Bio-Produkten braucht man nach relativ kurzer Zeit geringere Mengen, weil Sie schneller satt werden. Bio ist viel »preiswerter« im Wortsinn, sowohl für unsere Gesundheit als auch für eine gesunde Umwelt.

Wie gesagt, wir gratulieren allen Umsteigern auf Bio-Kost! Abgesehen vom Segen für Ihre Gesundheit: Sie haben mehr für diese Welt getan als (fast) jeder Politiker. Ernähren Sie sich gesund und helfen Sie mit, all jene zu ernähren, die uns echte Lebensmittel zu angemessenen Preisen ins Haus bringen.

Lernen Sie wieder, alles zu genießen – die Arbeit wie die Familie, Freundeskreis wie Freizeit, Hobby und Sport. Vertrauen Sie Ihrem Gespür und gewöhnen Sie Ihren Körper wieder an das Naturbelassene und Gesunde. Nach kurzer Zeit schon ist er aufgewacht und wünscht sich nichts anderes mehr.

Zusammengefasst: Bio bringt's! Nach dem eigenen Ernährungstyp essen, in Harmonie mit dem richtigen Zeitpunkt und dem Mondkalender, ohne tierisches Eiweiß (dazu mehr auf den nächsten Seiten) und in Bio-Qualität – diese Bausteine einer gesunden Ernährung, wie sie für uns Menschen gedacht ist, haben Sie jetzt kennengelernt. Das Echte hat Zukunft!

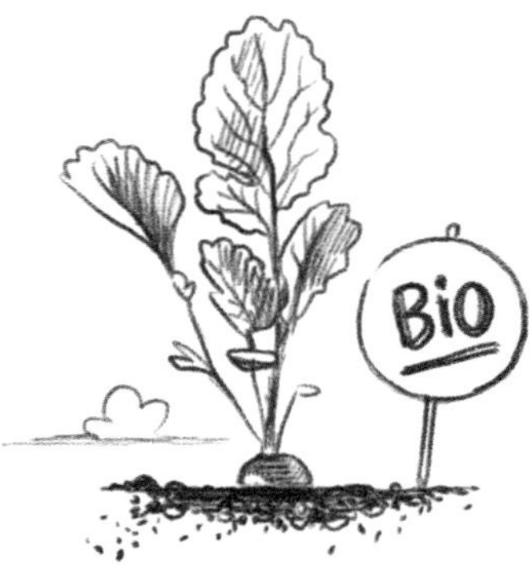

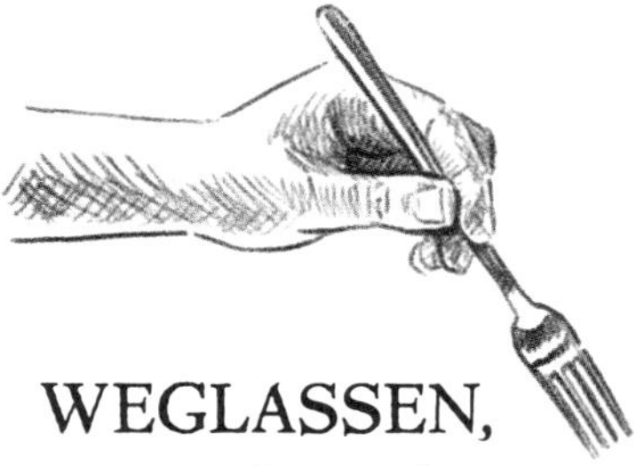

WEGLASSEN, *was schwächt*

Wir sind nicht für eine Ernährung mit tierischem Eiweiß gedacht. Der menschliche Körper ist nicht dafür gebaut. Seinen Weg in unsere heutige Alltagsernährung hat es aus früherer Not, aus Eitelkeit, weil es ein Statussymbol war, aus Gewohnheit und durch die Verführungen der Werbung gefunden. Es ist unsere Entscheidung, die Gewohnheit zu ändern, der Verführung zu widerstehen und dieser ein Ende zu machen.

Der letzte Baustein einer Ernährung, wie sie für uns Menschen gedacht ist, erfordert von Ihnen, liebe Leserinnen und Leser, eigentlich keine Anstrengung. Denn es geht nicht darum, etwas zu tun, sondern etwas nicht zu tun. Es geht darum, etwas wegzulassen.

Ein großer Schritt der Menschheit als Ganzes nach vorne wäre es, auf tierisches Eiweiß Schritt für Schritt zu verzichten und unseren Zuckerkonsum auf ein Minimum zu verringern.

Sich pflanzlich zu ernähren, ist die Zukunft. Weil wir uns die zahllosen Krankheiten und Störungen, die Müdigkeit und Depressionen, die Allergien und Konzentrationsschwächen, die von tierischem Eiweiß ausgelöst werden, gar nicht mehr leisten können. Ganz zu schweigen von der unfassbaren Umweltzerstörung, nur um den »zivilisierten« Nationen täglich Fleisch, Fisch, Käse, Eier usw. auf den Tisch zu bringen.

Aber keine Angst, das soll jetzt nicht in eine Predigt ausarten. Diesen Weg zeichnen wir Ihnen nur vor. Ein echter Wandel zum Guten kann nur freiwillig erfolgen, wenn er von Dauer sein soll. Die Zukunft würde uns zweifellos mit Gewalt zum Umdenken zwingen, wenn wir den eingeschlagenen Weg weitergehen – warum deshalb nicht jetzt schon durch unsere Kaufentscheidungen dafür sorgen, dass dieser Wandel etwas weniger brutal erfolgen wird? Unsere Kinder und Enkel würden es uns danken. Und natürlich unser eigener Körper. Haben Sie schon mal nur eine einzige Woche lang auf tierisches Eiweiß in jeder Form verzichtet? Sie würden fühlen, was wir uns mit unserer heutigen »Normalkost« antun. Und wie köstlich Essen »ohne« sein kann.

Auch uns fällt der Verzicht manchmal noch schwer, aber fast immer nur, weil wir beim Auswärtsessen nicht das passende Angebot finden. Wir haben jedenfalls Verständnis für jeden, dem der Verzicht nicht gelingt, denken aber, dass unsere Nachsicht nicht dazu führen sollte, dieses Buch nicht zu schreiben. Unsere Bücher und Kalender haben ein weltweites Publikum, da tragen wir eine große Verantwortung. Unsere Arbeit ist Aufklärung, nicht Ausgrenzung.

Manchen unserer Leser werden sich jetzt zwei Fragen aufdrängen. Nämlich: Wie lässt sich beweisen, dass sich der Verzicht auf Fleisch, Milch, Käse, Wurst usw. so positiv auf unsere Gesundheit auswirkt? Und zweitens, und den Satz kennen wir nur zu gut von Johannas Gesundheitswochen: »Du meine Güte, was soll ich denn dann noch kochen? Da bleibt ja nichts mehr übrig!« Die Antwort auf die erste Frage lautet: Ausprobieren und der eigenen Erfahrung vertrauen.

Die Antwort auf die zweite Frage haben wir mit unserem Buch Alpha-Omega-Formel gegeben. Die Frage macht natürlich deutlich, wie sehr das Falsche schon normal geworden ist. Vielleicht wirken aber ein paar Fakten zu den Themen tierisches Eiweiß und fleischzentrierte Ernährung erhellend, die wir im Schlusskapitel betrachten (Seite 112).

Jeder kann es nachprüfen lassen und nachfühlen: Der »Genuss« von tierischem Eiweiß macht müde, erhöht die Körpertemperatur, vermehrt die weißen Blutkörperchen. Das Blut verdickt sich und wird saurer. Wann treten genau die gleichen Symptome auf? Bei einer Infektion! Ein aktuelles Beispiel: Melissa, ein Mädchen aus unserer Nachbarschaft, litt jahrelang an Neurodermitis und war vollgepumpt mit Cortison. Sie hatte den Schritt gewagt zu einer Ernährung ohne Fleisch, Milch, Joghurt usw. Nach Tagen schon war die Neurodermitis verschwunden und ist seither nicht wiedergekehrt! Auch das war eine große Ermutigung für uns, das Wissen um die Ernährungstypen zu veröffentlichen.

Wir sollten noch kurz ein paar Worte über vegetarische und vegane Ernährungsweisen verlieren, die ja derzeit stark im Kommen sind. Unser Anliegen hier ist, darauf hinzuweisen, dass sie nicht zwangsläufig gesünder sind. Viele Vegetarier schlagen sich mit Gewichts- und Kreislaufproblemen herum und ahnen nicht, dass sich in Eiern und Käse teilweise mehr tierisches Eiweiß verbirgt als in Fleisch – mit der Folge, dass ein Mensch, der nur hin und wieder Fleisch isst und sich vorwiegend ohne tierisches Eiweiß ernährt, gesünder lebt als ein Vegetarier, der zu viele Milchprodukte und Eier konsumiert.

Das Hauptproblem der rein veganen Ernährung ist, dass dabei die Hälfte der Menschheit auf die falsche Fährte geführt wird. Und diese Hälfte spürt nach kurzer Zeit, dass etwas nicht stimmen kann. Sie fühlt sich nicht wohl mit all den pflanzlichen Ölen, Nüssen etc. Die entscheidende Lücke in ihren Ernährungsregeln, so viel ahnen Sie vielleicht jetzt, ist die fehlende Rücksichtnahme auf die Ernährungstypen. Der Alpha-Typ verträgt pflanzliche Fette und Öle auf Dauer nicht gut; er braucht tierisches Fett (Butterschmalz, Ghee) für sein gesundheitliches Wohlergehen. Tierisches Fett ist Veganern nicht erlaubt – aus welcher Quelle auch immer. Damit beraubt sich die vegane Lebensweise der Chance, der ganzen Welt eine echte Hilfe zu sein.

Die Schwächung durch Milch und Fleisch spürt ausnahmslos jeder Mensch, aber wir arbeiten nicht mehr so schwer, dass sich diese Wirkung nicht durch einen Kaffee hier und ein Nickerchen oder ein Aufputschmittel dort auffangen ließe. Wer dagegen täglich 12 bis 16 Stunden körperlich hart arbeitet und vor allem auf kontinuierliche Konzentration angewiesen ist, der spürt ganz genau, was ihm beim Durchhalten hilft und was nicht. Die tatsächliche, echte Qualität, die innere Lebendigkeit jedes Lebensmittels, wird sofort und unmittelbar wahrgenommen. Und genau deshalb gab es den Sonntagsbraten in Johannas Familie, wenn überhaupt, auch nur sonntags. Nicht wegen religiöser Vorschriften, sondern weil man sich die allgemeine Schwächung nach dem Essen leisten konnte. Wer hart arbeitet, ist unbestechlich gegenüber Werbesprüchen und mancher »wissenschaftlichen Erkenntnis« (die zehn Jahre später das Gegenteil feststellt).

Zum Schluss dieses Kapitels wollen wir noch von einem der gravierendsten Nachteile einer Ernährung mit tierischem Eiweiß sprechen, der bisher noch kaum bekannt ist. Es ist eine Tatsache, dass sie Suchtverhalten auslöst bzw. direkt fördert! Das ist ganz leicht zu beobachten, wenn man einmal den Zusammenhang ahnt und bei sich erforschen möchte. Tierisches Eiweiß macht süchtig – nach sich selbst, nach der ständig wiederholten Selbstbelohnung (»Jetzt gönne ich mir was …«), nach Fernsehen, nach träge vertrödelten Kaffeehausstunden in dem Gefühl, »sich zu entspannen«. Ganz generell: Tierisches Eiweiß macht süchtig nach Abhängigkeit und Wiederholung!

Lebenskraft – das ist Fleisch sicherlich, nämlich für Löwen und Tiger und andere Fleischfresser im Tierreich. Und selbst Löwen und Tiger verschmähen in der Regel Muskelfleisch, weil es kaum Lebenskraft enthält. Schauen Sie sich unsere nächsten Verwandten an, die Menschenaffen. Schauen Sie sich an, mit welcher Agilität, Kraft und Beweglichkeit sie gesegnet sind, als treue Anhänger der pflanzlichen Ernährung. Und schauen Sie sich den Elefanten an, ein Tier mit den größten, schwersten und stabilsten Knochen, sein Leben lang nicht der Gefahr von Osteoporose, Oberschenkelhalsbrüchen usw. ausgesetzt. Und wovon ernährt sich dieser Riese des Tierreichs? Hauptsächlich von Früchten und Pflanzen.

Würde sich eine unabhängige Ernährungswissenschaft um die Themen Mangelernährung, langfristige Schäden und Krankheiten durch Zucker, Fleisch, Milch und Fisch bemühen, dann wäre eine pflanzliche Ernährung ohne Zuckerzusätze schon längst die Norm. Jede Süßigkeit, jedes Stück Fleisch würde dieselben Kennzeichnungen tragen müssen wie heute die Zigaretten.

Legen Sie das Hauptgewicht in Ihrer Ernährung auf mineralstoffreiche, basenbildende Kost – viel biologisch angebautes Gemüse, Obst, Kartoffeln, Kräutertees, Quellwasser. Lernen Sie Ihren Ernährungstyp kennen und werfen Sie hin und wieder einen Blick auf Ihren treuen Begleiter – den Mondkalender. Bringen Sie Farbe in Ihr Leben und auf den Teller und achten Sie auf die harmonische Kombination der guten Dinge darauf. Und schon haben Sie das Tor zur Ernährung, wie sie für uns Menschen gedacht ist, weit aufgestoßen. Wir wünschen viel Freude auf dieser Reise!

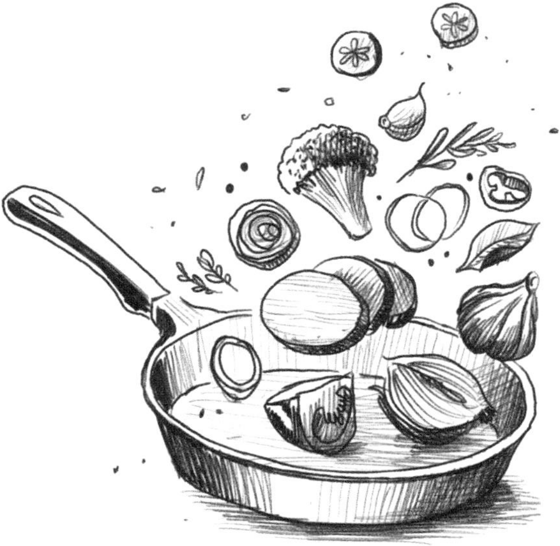

Zum guten Schluss

EINFACH ZUM NACHDENKEN

Wie versprochen zum Schluss einige Anstöße und Inspirationen zum Thema gesunde Ernährung. Nebenbei erfahren Sie, wie Sie mit einer Ernährungsumstellung zum Helden des Umweltschutzes werden können!

*

»Die Fleischindustrie ist für mehr Todesfälle verantwortlich als alle Kriege des letzten Jahrhunderts, alle Naturkatastrophen, alle Autounfälle und Corona zusammengenommen. Wenn Fleisch in Ihrem Kopf ›richtiges Essen für richtige Leute‹ bedeutet, dann sollten Sie darauf achten, richtig nahe an einem richtig guten Krankenhaus zu wohnen.«

Dr. Neal Barnard, Präsident des US-amerikanischen Ärzteverbandes für verantwortliche Medizin

*

Fast 70 Prozent der gesamten Weltgetreideproduktion werden in der Massentierhaltung verfüttert, beziehungsweise zur Herstellung von Biokraftstoff etc. verwendet. Nur um 10 Prozent müsste der Fleischkonsum in der Welt sinken, um mit den gewonnenen Anbauflächen jeden Hunger in der Welt zu beseitigen – ausschließlich mit Bio-Produkten! Tausend Quadratmeter mit Bio-Getreide bebautes Ackerland ernähren zehn Menschen. Tausend Quadratmeter Viehweide ernähren einen einzigen.

*

Knochenschwund (Osteoporose) kommt nirgends so häufig vor wie dort, wo viel Kuhmilch getrunken wird. Das gilt auch für die gefährdete Gruppe von Frauen nach den Wechseljahren und Frauen, die viele Kinder geboren haben. Osteoporose ist überall dort so gut wie unbekannt, wo keine Kuhmilch getrunken und der Kalziumbedarf mit echten Lebensmitteln, Früchten, viel Gemüse und Hülsenfrüchten gedeckt wird.

*

Vorkommen von hohem Blutdruck bei Fleischessern gegenüber Menschen, die kein Eiweiß tierischer Herkunft essen: bis zu dreizehnmal häufiger. Patienten mit Bluthochdruck, die eine starke Besserung erleben, wenn sie zu pflanzlicher Ernährung wechseln: 30 bis 75 Prozent. Häufigster Satz, den Bluthochdruck-Patienten zu hören bekommen, wenn man ihnen erstmals Medikamente dagegen verschreibt: »Die müssen Sie wahrscheinlich bis ans Lebensende nehmen.«

*

Patrick Baboumian, einer der stärksten Männer der Welt, isst seit Jahrzehnten kein Eiweiß aus tierischer Quelle. Er kann 625 Kilogramm, das Gewicht eines Pferdes, zehn Meter weit tragen. Eine Hantel mit 85 Kilogramm Gewicht stemmt er mit einer Hand hoch. Manchmal fragt man ihn, wie das sein kann, stark wie ein Ochse zu werden, ohne Fleisch zu essen. »Haben Sie schon mal einen Ochsen gesehen, der Fleisch isst?«, lautet seine Routine-Antwort.

*

Summe, die eine bekannte Fast-Food-Kette jährlich in die Werbung investiert: 800 Millionen Euro. Summe, die weltweit ausgegeben wird, um die Information zu verbreiten, dass pflanzliche Ernährung die Krebsrate um das Vierfache senken könnte: fast null Euro.

Um wie viel geringer ist das Risiko einer Herzerkrankung für einen Vegetarier gegenüber einem Nicht-Vegetarier? Fast um die Hälfte geringer. Um wie viel geringer ist das Risiko einer Herzerkrankung für jemanden, der auf tierisches Eiweiß ganz verzichtet, gegenüber dem »Normal-Esser«? Um drei Viertel geringer. Wie hoch ist die Brustkrebshäufigkeit bei Frauen, die Fleisch essen, gegenüber Frauen, die selten bis nie Fleisch essen? Drei- bis zehnmal höher.

*

In einer Vergleichsstudie in Michigan an 1.600 80-jährigen Frauen stellte man fest, dass bei fleischessenden Frauen 35 Prozent der Knochensubstanz fehlten, bei Vegetarierinnen nur 18 Prozent. Das Eingeborenenvolk der Inuit am Polarkreis, das pro Person durchschnittlich 2.000 Milligramm Kalzium pro Tag zu sich nimmt und 250 bis 400 Gramm Eiweiß (Fisch, Walross- und Walfleisch), hat eine der höchsten Osteoporose-Raten der Welt. Gesunde Zähne sind dort unbekannt. Siehe auch die Dokumentation *The Game Changers* bei Netflix.

*

Allein in den USA fallen jährlich 1,6 Millionen Hektar Ackerland der Bodenabtragung durch die Weidewirtschaft zum Opfer. Der jährliche Humusschwund beläuft sich auf sieben Milliarden Tonnen, das sind 27.000 Kilogramm pro Einwohner. Von diesen Humusverlusten gehen 85 Prozent direkt auf Kosten der Nutztierzucht. Vegetarische Nahrungsmittel fordern dem Boden nur 5 Prozent von dem ab, was für Fleischnahrung erforderlich ist, und diese 5 Prozent wären mühelos durch natürliche Bodenbewirtschaftung auszugleichen. Nirgendwo auf der Welt ist die Situation besser, denn die industrielle Landwirtschaft zerstört fruchtbare Erde überall, weil ihre Methoden diesen Schwund zwangsläufig zur Folge haben. Nur die Bio-Landwirtschaft ist eine natürliche Kreislaufwirtschaft, die die Erde nicht ausbeutet.

*

Tierische Exkremente verursachen eine zehnmal stärkere Wasserverschmutzung als alle menschlichen Abfälle der Welt und eine dreimal so große Verschmutzung mit organischen Stoffen wie alle übrigen Industriezweige.

*

In Kalifornien benötigte Trinkwassermengen zur Produktion von 1 Pfund:

Salat	88 Liter
Weizen	95 Liter
Äpfel	186 Liter
Hühnerfleisch	3.100 Liter
Schweinefleisch	6.200 Liter
Rindfleisch	19.000 Liter

Europa unterscheidet sich nur in der Wassermenge für Gemüse und Früchte: Sie ist viel niedriger. Wenn Sie auf ein Kilogramm Rindfleisch verzichten, haben Sie also so viel Trinkwasser gespart, wie nötig ist, um ein Jahr lang zu duschen.

*

Wie viele Kilogramm Fisch und Meeresgetier werden unabsichtlich getötet, wenn ein Kilo davon unseren Tisch erreichen soll? Zwölf Kilogramm. Die Hälfte aller gefangenen Meerestiere wird an Nutztiere verfüttert. 30 Millionen Tonnen werden jährlich tot ins Wasser zurückgeworfen. Laut einer umfassenden Studie hat die kommerzielle Fischerei in den letzten 50 Jahren die Großfisch-Populationen der Meere um 90 Prozent dezimiert.

*

Zuchtfische richten noch mehr Schaden an als Wildfang. Die Antibiotika für Zuchtfische kontaminieren die Ozeane und Seen, genetisch veränderte Zuchtfische entkommen manchmal und kreuzen sich mit Wildfisch. Forscher der Universität Stockholm wiesen nach, dass sich der Umweltschaden der Fischfarmen auf ein Gebiet erstreckt, das 50.000-mal größer ist als die Farmfläche selbst.

*

Wie viele Säugetier-Arten sind derzeit weltweit vom Aussterben bedroht? Ein Viertel aller Arten. Hauptursache der Gefährdung oder Auslöschung von Säugetier-Arten weltweit: Viehweiden.

Sämtliche Angaben in diesem Werk erfolgen trotz sorgfältiger Bearbeitung ohne Gewähr. Es wird ausdrücklich darauf hingewiesen, dass die enthaltenen Informationen ***keine medizinische oder ärztliche Beratung*** darstellen und eine solche auch in keinster Weise ersetzen können. Bitte konsultieren Sie stets bei allen gesundheitlichen Fragen oder Beschwerden einen Arzt. Insbesondere die Notwendigkeit von Operationen/ Behandlungen muss ***von Ärzten abgeklärt*** werden. Autoren und Verlag bzw. Herausgeber übernehmen ***keine Haftung*** für Schäden oder Verluste, einschließlich entgangenen Gewinns und Folgeschäden, welche durch den Gebrauch oder das Vertrauen auf die in diesem Buch enthaltenen Angaben entstehen.

1. Auflage

Medieninhaber, Verleger und Herausgeber:
Red Bull Media House GmbH
Oberst-Lepperdinger-Straße 11–15
5071 Wals bei Salzburg, Österreich
info@at.redbullmediahouse.com

Gedruckt in Tschechien von Finidr
ISBN 978-3-7104-0384-2

FSC
www.fsc.org
MIX
Papier aus verantwortungsvollen Quellen
FSC® C014138